성장하는 사람은 늙지 않는다

김형석 교수

나도 모르게 찔끔찔끔 변실금

지은이	강동완 · 한성호
펴낸곳	도서출판 다자인
펴낸이	이귀순
휴대폰	010-3866-8347
전　화	051)816-8347
팩　스	051)633-6901
주　소	부산광역시 부산진구 부전로 196 테크노스 2F
E-mail	강동완 - dwkangdr58@gmail.com
	한성호 - handsomdr@hanmail.net
기획 · 편집	이화엽
편집디자인	이수미

값 12,000원

ISBN 979-11-963713-1-9

웰니스병원 www.uwellness.co.kr

나도 모르게 찔끔찔끔
변실금

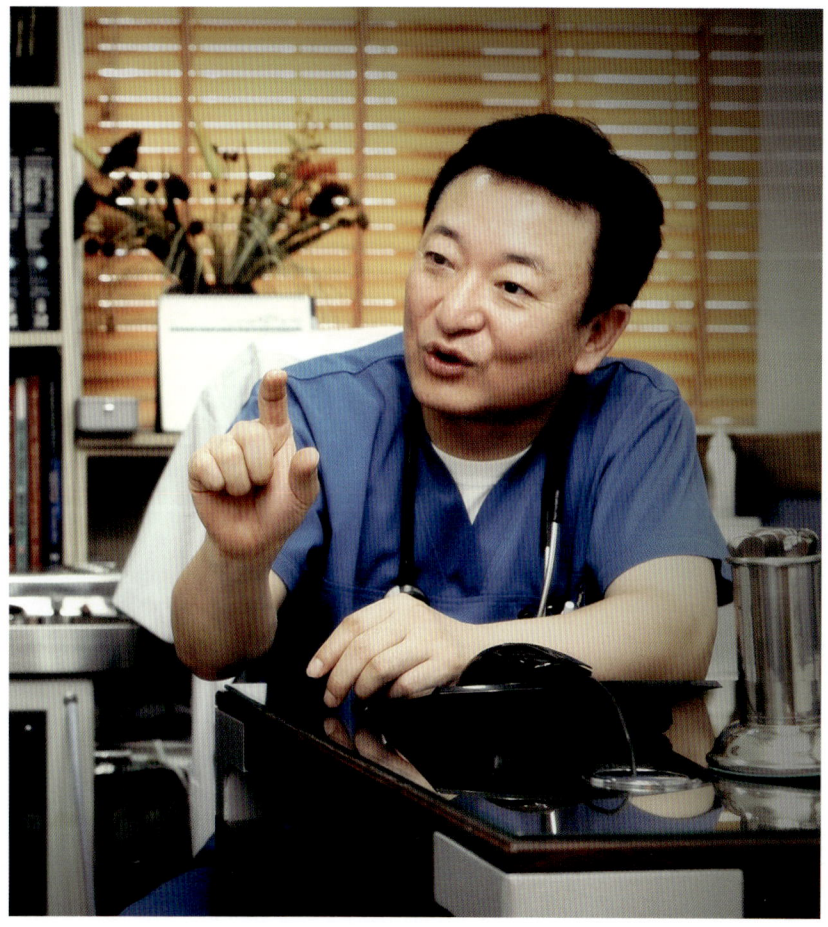

변실금 환자를 위한 희망편지
전문의가 전하는 작은 지침서

도서출판 다자인

머리말_ 왜 이 책을 썼을까? … 4 **/** 변실금이란? … 10

PART 1 변실금은 왜 생길까?

출산과 노화 ……………………………………… 18
항문수술 ………………………………………… 25
분변매복 ………………………………………… 30
항문성교 ………………………………………… 34
변비 ……………………………………………… 40
직장탈출증 ……………………………………… 47
치매, 중풍 ……………………………………… 50
1장을 마무리하며 ……………………………… 54

PART 2 증상

가스실금 ………………………………………… 58
액체변·고형변 실금 …………………………… 62
변지림 …………………………………………… 65

PART 3 검사

문진 ……………………………………………… 73
진찰과 임상검사 ………………………………… 77
항문내압검사 …………………………………… 80
항문직장초음파 검사 …………………………… 84
대장 또는 직장내시경 검사 …………………… 86
방사선학적 검사 ………………………………… 88

PART 4 비수술적인 치료

지지요법 ………………………………… 92
관장 ……………………………………… 104
약물요법 ………………………………… 106
바이오피드백 …………………………… 108
케겔, 슈퍼케겔 운동 …………………… 110
고주파 열에너지 치료 ………………… 112
줄기세포 치료 ………………………… 113

PART 5 수술적치료

항문괄약근 성형술 …………………… 118
부피확장제 주사법 …………………… 120
신경자극술 ……………………………… 122
인공풍선괄약근 이식과 인공자석괄약근 이식 ……… 124
실리콘 슬링 이식 ……………………… 126
장루 ……………………………………… 128

PART 6 예방

예방 ……………………………………… 132

참고문헌 ………………………………… 142

왜 이 책을 썼을까?

　변실금은 환자를 상실감과 자괴감으로 몰아갈 뿐 아니라 의사들마저도 좌절하게 만드는 병이다. 로봇수술과 인공지능이 날로 진화해가는 이 4차 산업 세상에서 변실금 따위가 환자와 의사를 좌절하게 한다고 하면 이해가 안 될 것이다. 하지만 이것은 엄연한 사실이다. 지난 백년간 수많은 치료법이 등장하였으나 그 모두가 완벽한 치료로 인정받지 못했다.

　암을 정복하겠다고 떠들썩한 이 시대에 변실금 하나 제대로 치료 못하다니 의료인으로서 이 얼마나 창피하고 부끄럽고 변실금 환자분들에게 죄송한 일이란 말인가!

하지만 환자를 최전선에서 진료하는 주치의로서, 더군다나 대장항문 의사로서 이대로 손 놓고 있을 수는 없는 일이지 않는가? 대변이 갑자기 나올까 봐 가고 싶은 곳도 가지 못하는 환자가 그래도 지푸라기 잡는 심정으로 병원을 찾아왔는데 "선생님, 이 병은 아직 제대로 된 치료법이 없습니다. 그냥 이대로 사세요."라고 말한다면? 병원에 올 때 보다 더 큰 좌절감을 안겨 주게 될 것이다.

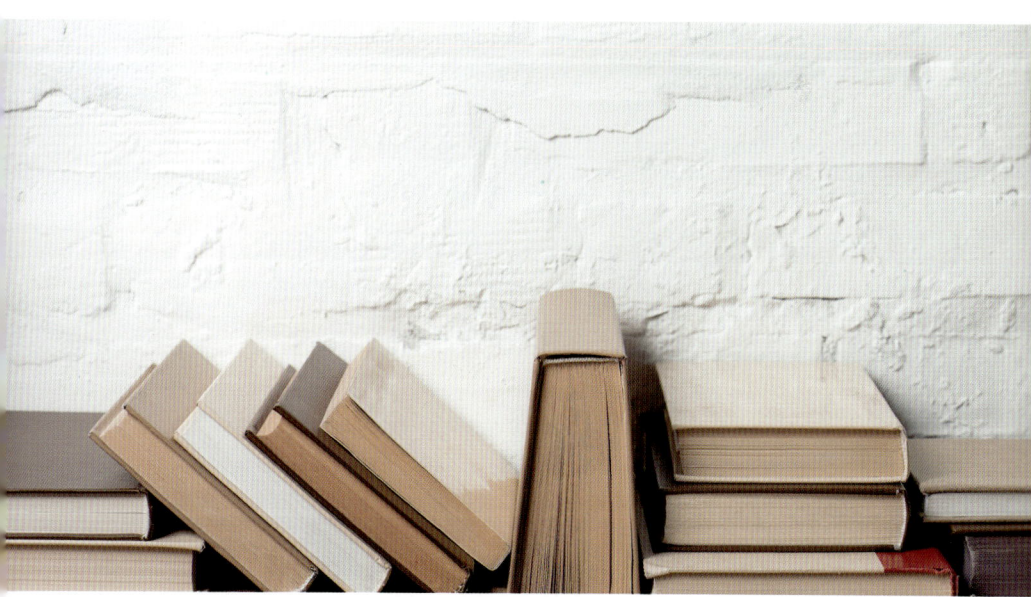

완벽함은 오직 신의 영역이며 인간의 영역은 오로지 최선을 다하는 것이라 했다. 그렇다. 항문괄약근을 완벽하게 다시 만들 수는 없지만 대변이 새는 것을 조금이라도 줄일 수 있다면 그건 최선이다. 대변이 조금 더 단단해지도록 식사를 조절하고, 장을 제대로 비우도록 운동을 하며, 약물치료를 하고 또 그것도 안 되면 수술을 하여 그 망가진 괄약근의 주변에 최소한의 대변 자제력을 다시 불어 넣을 수 있어 환자가 희망을 가질 뿐 아니라 실제 삶에서 자신감과 자존감을 회복할 수 있다면 이보다 더 기쁜 일은 없을 것이다. 그래서 많은 논문들을 보고 연구하며 해답을 찾기 위해 여러 노력을 하였으며 나름 치료를 하여 환자들에게 보다 나은 삶을 영위하게 도와 드리고는 있으나 아직 가야 할 길이 멀다.

우리는 이 책이 부끄러움과 좌절감에 쌓인 변실금 환자분들에게 조그마한 지침서가 되길 바라며 또한 희망의 편지가 되길 바라며 글을 썼다. 그리고 잘못된 생활습관이나 일상에서의 예기치 않았던 사고, 또는 피하지 못할 항문 수술 후에 생긴 변실금으로 고생하시는 많은 분들께도 위로가 되길 바라는 마음이다. 우리는 이 책을 통해 독자들이 변실금에 대한 생각이 달라지길 바란다.

변실금과는 상관없는 사람처럼 살다가 갑자기 대변을 지리기 시작할 때 그 상실감에 몸서리만 칠 것이 아니라 좋아질 수 있다는 희망을 갖게 되길 바란다. 비록 완벽한 답은 아니지만 환자와 의사의 신뢰 관계 안에서 훨씬 나아질 것이다.

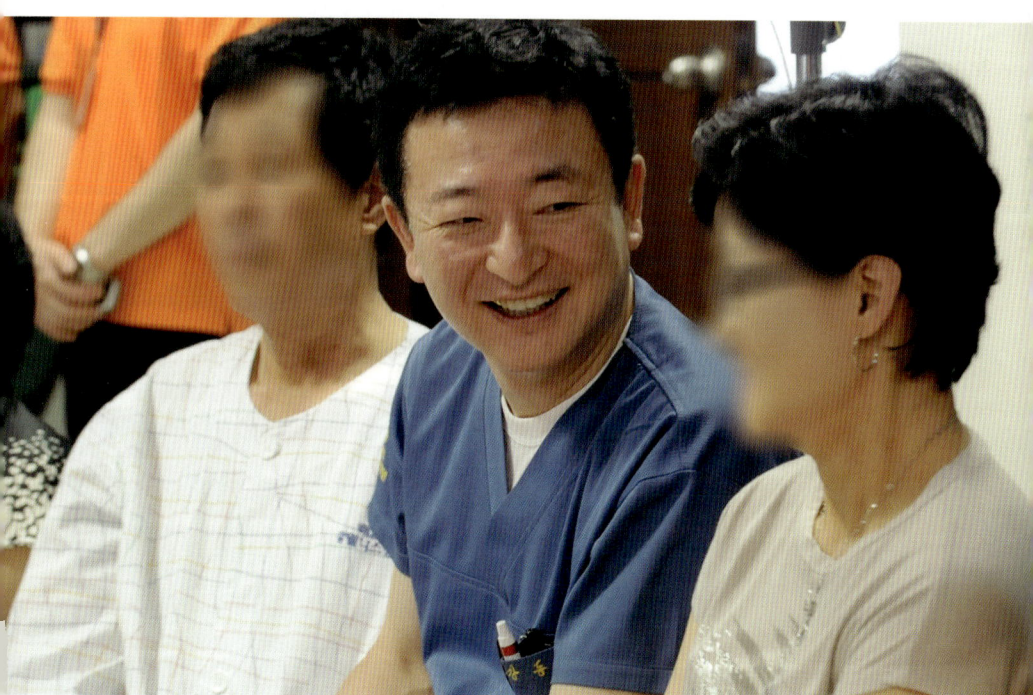

우리는 변실금이라는 질병의 원인, 증상, 치료 그리고 예방에 관해 알기 쉽고 이해하기 쉽도록 이야기 형태로 편집했다. 이 이야기들은 사실을 토대로 재구성한 것이다. 진료실에서 자신들의 자칫 부끄럽기도 한 이야기들을 우리들에게 해 준 환자분들에게 깊은 감사를 드린다. 그분들은 우리의 스승이다. 우리는 환자로부터 많은 것을 배운다. 환자의 개인 정보 보호를 위해 신상정보는 모두 생략했음을 밝힌다.
 이 책이 나오기까지 놀라운 집중력과 뛰어난 어휘력으로 도움을 준 다자인 출판사의 이화엽 국장과 이귀순 사장에게 깊은 감사를 드린다.

 마지막으로 이 책이 변실금 환자들에게 실질적인 도움이 되길 바라며 혹시라도 변실금의 가능성이 있을 수 있는 분에게는 변실금에 걸리지 않도록 미리 대비할 수 있는 계기가 되길 바란다. 또한 독자 중에 변실금의 치료에 관심이 있는 의료인이나 과학자 또는 사업가가 있다면 망설이지 말고 연락해 주길 바란다. 치료가 완벽의 길로 나가는 대혁신이 일어나길 간절히 바란다.

2019년 차가우면서 따뜻한 부산의 겨울 어느 날
강동완 & 한성호

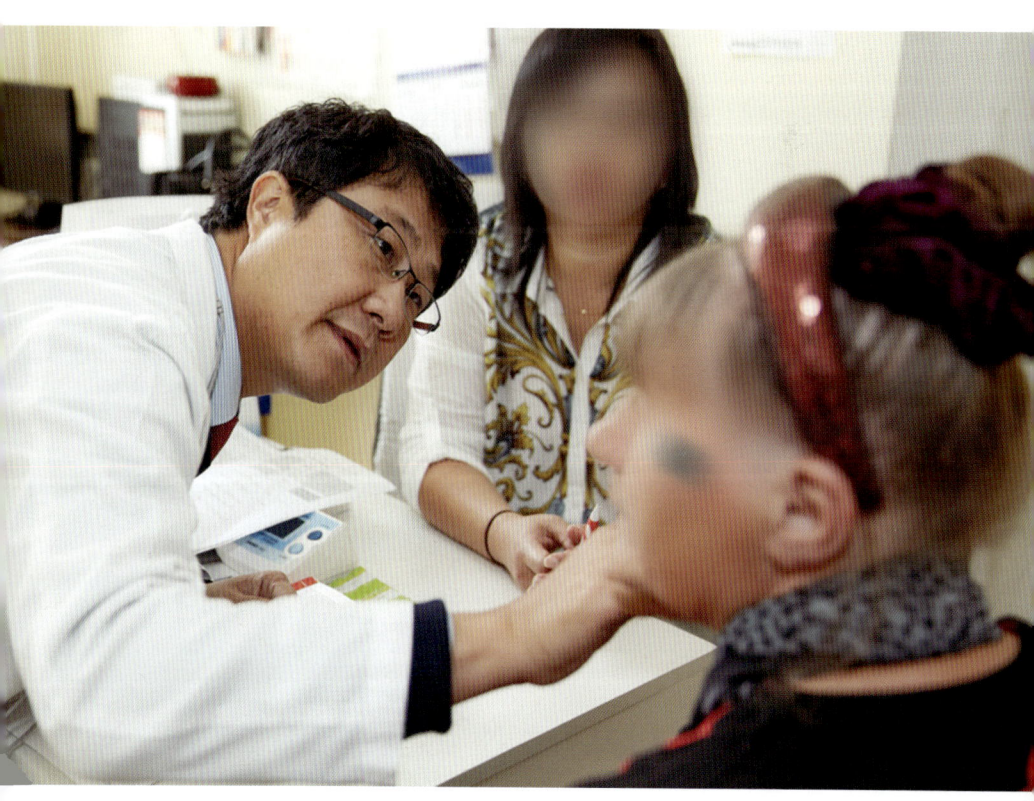

변실금이란?

 변실금이란 자신의 의사와 상관없이 자기도 모르는 사이에 대변이 나오거나, 변이 마렵다는 느낌은 드나 참지 못하며 옷에 실수를 하고, 기침을 하거나 방귀만 뀌어도 변이 나오는 것이다. 4세 이상의 연령에서는 반복적으로 딱딱한 변, 물변, 가스 등의 배변을 자신의 의지대로 조절할 수 없는 상태가 3개월 이상 지속되는 경우를 변실금이라고 정의할 수 있다.

 변실금은 불완전형 변실금과 완전형 변실금으로 나뉘는데, 불완전형 변실금은 주로 방귀와 설사 또는 무른변을 참을 수 없는 경우를 말하며, 완전형 변실금은 고형변, 즉 단단한 정상변을 참을 수 없는 심한 경우를 말한다. 변실금은 환자의 삶의 질 뿐만 아니라, 직장생활 등 일상적인 사회활동을 하기 어렵게 만들 수 있어 점점 친구나 지인들을 만나는 것을 꺼리게 된다.

 이런 변화는 환자뿐만 아니라 그 가족들에게도 적지 않은 고통과 부담을 주게 된다. 자식들이 요양병원에 부모를 입원시키는 이유 중 부

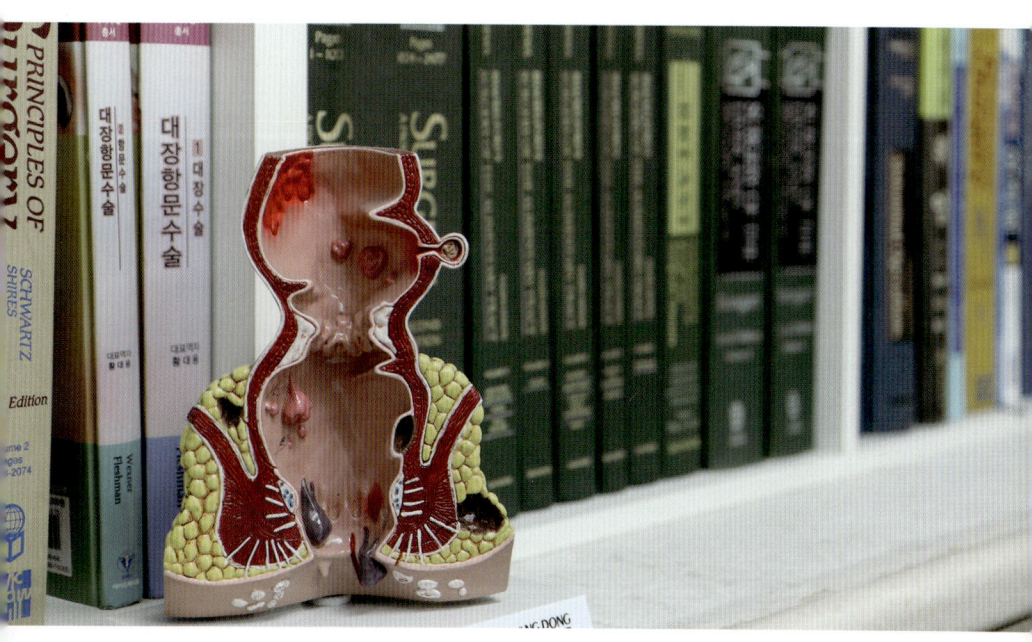

모의 조절하지 못하는 요실금과 변실금이 가장 많으며, 이때 쓰이는 성인용 기저귀의 비용도 만만치 않다.

당해 보지 않은 사람은 그런 병도 있나, 그게 뭐 심각한 병인가라고 가볍게 생각할지 모르나 막상 본인도 모르게 대변이 새게 되면 엄청난 충격을 받게 된다. 그 충격에는 부끄러움, 자괴감, 모든 것을 잃었다는 상실감, 우울감 그리고 불면증, 심지어 자살 충동을 느끼게 된다.

전체 인구의 약 7%가 변실금을 앓고 있다고 한다. 2,570명을 대상으로 조사한 바에는 2.2%가 변실금을 앓고 있으며 그중 36%가 고형변을, 54%가 무른변 그리고 60%가 방귀를 조절 못한다고 응답했다. 100명 중 7명이 변실금에 고통을 받고 있다는 뜻이지만, 성인만 대상으로 한다면 훨씬 그 숫자가 많을 것이다. 하지만 변실금은 숨기고 싶은 질환이므로 솔직히 대답을 하지도 않고 또 병원을 잘 찾지도 않아 실제로 얼마나 많은 사람이 변실금을 앓고 있는지는 정확히 파악되지 않고 있다.

이제부터 변실금에 대해 자세히 알아보겠지만, 그 전에 변실금의 대략을 살펴보면 다음과 같다.
주요 원인은 분만손상, 항문수술(치루, 치핵, 항문확장술, 대장직장 질환의 수술), 분변매복, 항문성교, 설사, 변비, 염증성 장질환, 직장암 수술, 골반방사선 치료, 직장탈, 중풍 그리고 치매 등이다.

DEMOGRAPHY
LOREM IPSUM

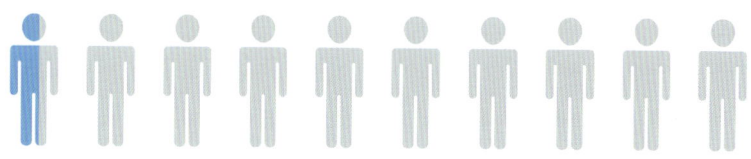

7%

증상에는 방귀가 새는 가스실금, 무른변이 새는 액체 변실금, 보통 변이나 단단한 변도 새는 고형 변실금 등이 있다. 일주일에 몇 번 정도 이런 실금을 경험하는 지도 중요한 지표가 된다.

이런 증상으로 병원에 오게 되면 검사에는 먼저 상담을 하고 항문 수지검사, 항문경검사, 항문내압검사, 직장풍선검사, 항문직장초음파 검사, 배변 조영술, 그리고 필요에 따라 CT 또는 MRI 검사를 받게 된다.

검사를 마치고 변실금이 확진되고 치료가 필요할 경우 먼저 비수술적 치료를 하는데 여기에는 지지요법(기저귀 사용, 회음부 위생관리, 음식조절), 직장 내에 대변이 남아 있지 않게 하기(관장), 약물요법, 바이오피드백, 케겔운동과 슈퍼케겔운동, 고주파 열에너지치료, 확장성 제제 항문주입(카본비드, 실리콘, 자가지방 등) 그리고 세포치료법 등이 있다.

비수술적 치료에도 불구하고 호전이 안 될 경우에는 수술적 치료로 넘어가야 하는데 여기에는 외괄약근 성형술, 항문후방교정술, 전후골반 저복원술, 천골신경자극술, 인공풍선괄약근 이식, 자석인공괄약근 이식, 실리콘 슬링 이식(Thiersch 수술) 그리고 마지막으로 장루 등의 다양한 치료법이 있다.

 위에 설명한 비수술적 치료와 수술적 치료들은 이렇게 다양하지만 아직 완벽한 치료법이 없기 때문에 변실금 증상의 경중에 따라, 환자의 나이와 성향에 따라 그리고 의사의 경험과 판단에 따라 순서가 바뀌기도 한다. 의학의 많은 분야와 마찬가지로 변실금 역시 아직 가야 할 길이 멀다. 하지만 환자와 의사는 포기하지 말고 조금이라도 증세가 좋아질 수 있도록 모든 노력을 다해야 할 것이다. 왜냐하면 한 걸음이 곧 두 걸음이 될 것이기 때문이다.

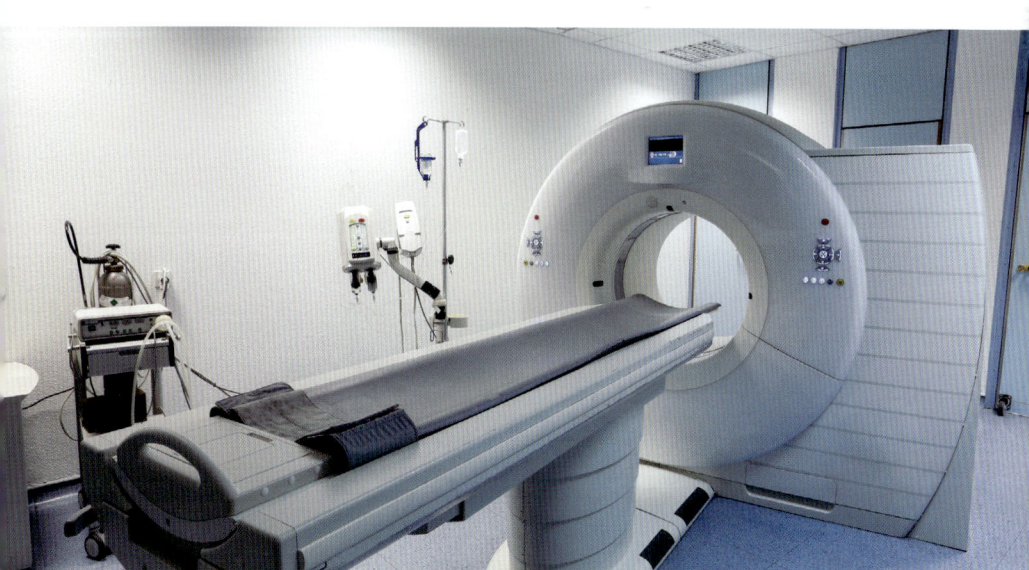

아름다운 사람은 그냥 태어나는 것이 아니다.
- 엘리자베스 퀴블러 로스 -

I

변실금은 왜 생길까?

"대변이 새기 시작하면서 너무나 우울하고 부끄러워
사람들 만나기도 싫고 세상 살기도 싫어졌어요."

출산 때 손상 받은 골반바닥은 초기에는 별 증상이 없지만
노화가 되면서 더 빨리 약해지게 되어 변실금을 재촉한다.

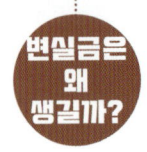

Ⅰ. 변실금은 왜 생길까?

Ⅰ-1. 출산과 노화

"대변이 새기 시작하면서 너무나 우울하고 부끄러워 사람들 만나기도 싫고 세상 살기도 싫어졌어요."

오래전 어느 겨울 저녁 무렵 연세가 70 후반쯤 되어 보이는 여성 환자분이 진료실로 들어오셨다. 햇빛을 많이 받아서인지 얼굴에는 주름살이 깊어 보였지만 그래도 혈색은 좋으셨다. 젊은 여성이 동행했는데 아마도 며느리로 보였다. 할머니를 부축해서 들어오는 모습을 보니 딸인지 며느리인지 어느 정도 알 수 있었다. 딸은 어머니 팔짱을 바짝 끼고 들어오는데 며느리는 손만 붙잡던지 아니면 그냥 뒤따라 들어오는 경향이 있다.

먼저 인사를 나누고 자리를 권했다. 김해에서 농사짓고 있는데 추수 끝나고 마침 시간을 낼 수 있어서 나오셨다고 한다. 내용인 즉, 쪼그리

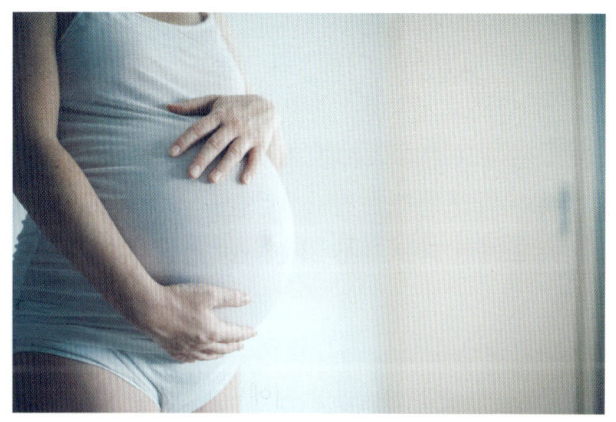

고 밭일을 하면 치질이 밀려 나오곤 한지가 오래되었는데 그렇게 나오면 항문에 손을 대지는 못하고 엉거주춤 서서 엉덩이를 이리저리 흔들고 괄약근에 힘을 써야 겨우 들어간다는 것이다. 그런데 요즘 들어서는 치질만 애를 먹이는 것이 아니라 자꾸 대변이 속옷에 묻기 시작한다는 것이다. 대변이 새기 시작하면서 너무나 우울하고 부끄러워 사람들 만나기도 싫고 세상 살기도 싫어졌다고 하셨다.

 자식을 몇 낳으셨냐고 물으니 "아들 넷, 딸 셋을 낳았는데 막내만 빼고 모두 집에서 낳았지요." 여섯 낳고 몸이 좋질 않아 몸 풀려고 막내 하나를 더 병원에서 낳았다고 하셨다. 특히 첫아들 나올 때는 모두 밭에 나가고 아무도 없는 집에 혼자 있었다고 한다.

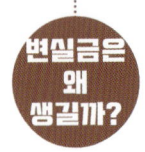

그 무렵 산통이 와 마당에서 이리저리 뒹굴다가, 하늘이 노랗게 되도록 진통이 극에 달하고 급기야 마지막에는 숨이 넘어가는 줄 알았을 때쯤 아기가 나왔다고 한다. 그 후 거의 탈진 상태였을 때, 마침 이웃집 새댁이 찾아와 깜짝 놀라며 집안사람들을 불러 모아 주었고 그때서야 미역국 끓이고 계란 먹고 해서 기운 차려 살았다고 한다.

환자분을 모시고 진찰실에서 검사를 해 보니 내치핵(암치질이라 부르기도 하며 항문 속에 있다가 배변할 때에만 나오는 치핵)이 3군데 있었다. 항문 압력 검사에서 휴지기 압력과 수축기 압력이 평균의 절반 이하였으며 웩스너(Wexner) 변실금 점수(변실금의 정도와 그에 따른 환자의 삶의 질을 파악하는 지표, 76페이지 참조)는 13점이었으니 대변이 샐 수밖에 없었다.

이 할머니 환자에서 보듯 변실금은 출산이 주된 원인이다. 그것도 난산과 다산이 문제인데, 자연분만 할 때 아이의 머리가 질을 통과하면서 항문주위의 근육(내괄약근과 외괄약근)에 손상을 주기 때문이다. 또한 항문에는 직장과 치골을 당겨 주는 올가미 같은 근육(치골직장근)이 있어 직장과 항문의 각도를 유지하여 대변이 쉽게 항문 쪽으로 내려올 수 없게 하는데 자연 분만할 때 이 근육도 손상을 입을 수 있다. 이 근육들이 한두 개 또는 모두 손상을 입는 경우, 젊었을 때는 골반과 엉덩이 그리고 허벅지의 다른 근육들이 강하여 대변이 새는 것을 자신도 막아 주는데 나이가 들면서 항문 주변의 근육과 인대들이 서서히 느슨해지기 시작하면서 내외괄약근이 항문을 조으는데 도움을 주지 못하게 된다. 그래서 출산 3~40년이 지나야 이런 변실금 증세가 서서히 나타나기 시작하는 것이다.

 그림 I-1을 보면 좌측 그림에서 방광, 질 그리고 직장이 보이며 그것들을 받치고 있는 붉은색의 골반바닥이 보인다. 하지만 우측 그림에서는 그 골반바닥이 약해져 아래로 처져 있다.

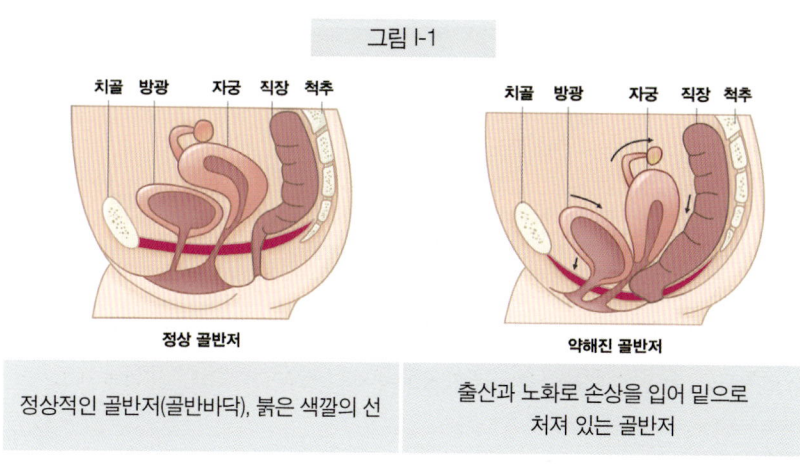

그림 I-1

정상 골반저 | 약해진 골반저

정상적인 골반저(골반바닥), 붉은 색깔의 선 | 출산과 노화로 손상을 입어 밑으로 처져 있는 골반저

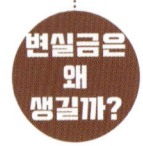

변실금은 왜 생길까?

   그 원인은 노화가 가장 큰 원인이지만 더 큰 원인은 출산 과정에서 산모가 입게 되는 골반저(골반바닥)의 손상이다. 그림 I-2에서 볼 수 있듯이 진통이 오기 전에는 아기가 엄마의 자궁에서 편히 놀고 있으나 그림 I-3에서 보면 여성이 자연분만을 하게 될 때에는 아기의 머리가 산도(아이를 낳을 때 태아가 어머니 몸 밖으로 나오는 통로)를 빠져나오며 골반바닥, 항문 괄약근 그리고 치골직장근에 손상을 주게 된다.

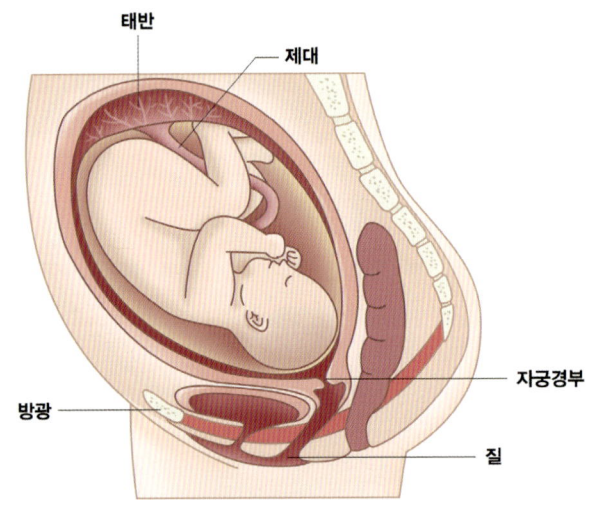

그림 I-2 : 아기가 골반 바닥을 누르고 있는 모습

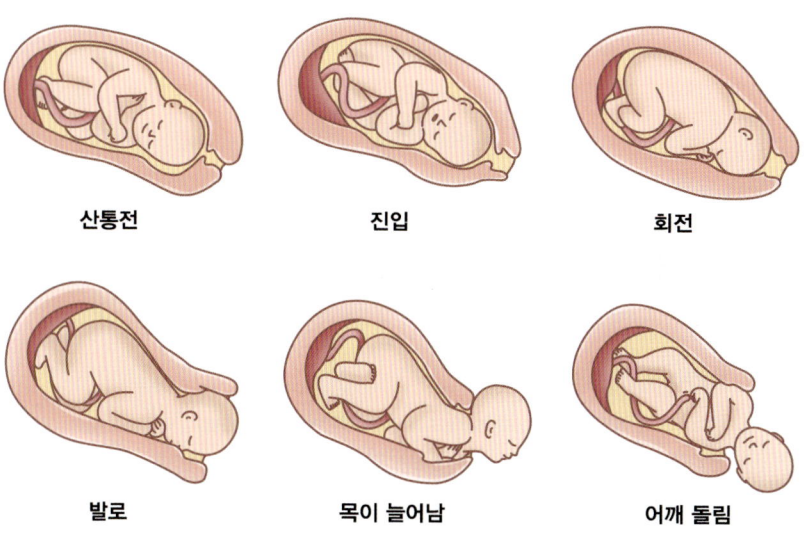

그림 I-3 : 아기가 산도를 빠져 나오는 과정

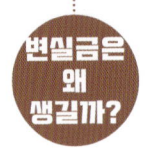

변실금은 왜 생길까?

그림 I-4에서는 대변을 참을 수 있도록 항문과 직장의 각도를 예각으로 유지해 주는 치골직장근이 출산으로 인해 파열된 모습이다. 자연분만은 신비로운 과정이지만 그림에서 보듯이 아기가 산도를 빠져나오면서 골반 주위 근육과 인대를 심하게 확장시키며 손상을 주게 된다.

출산 때 손상 받은 골반바닥은 초기에는 별 증상이 없지만 노화가 되면서 더 빨리 약해지게 되어 변실금을 재촉한다.

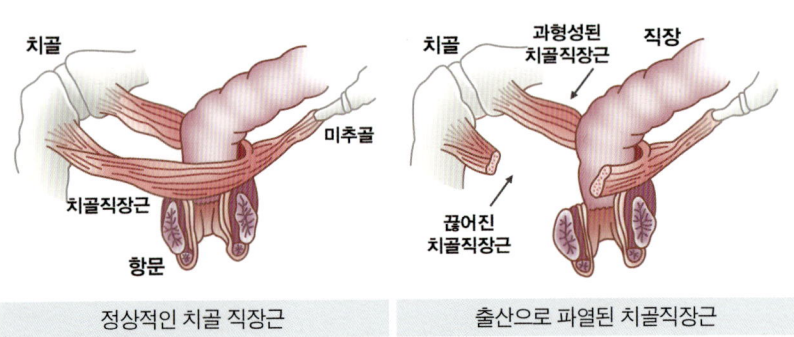

그림 I-4

I-2. 항문수술
(치루, 치핵, 항문확장술, 대장직장 질환의 수술)

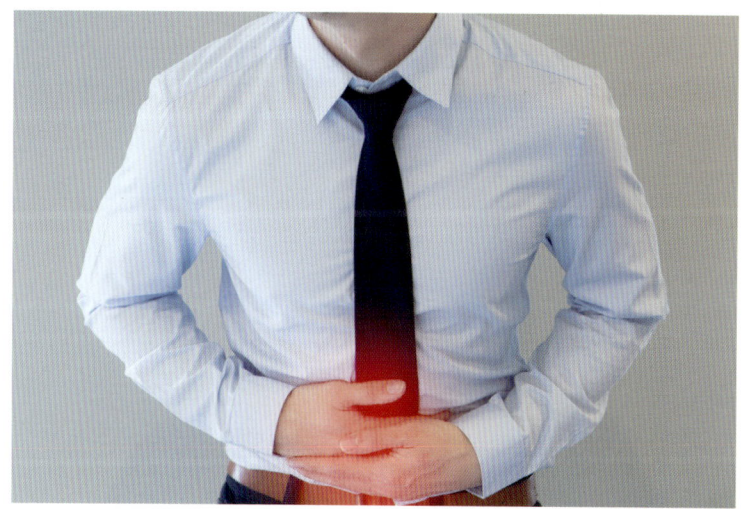

"치루 수술 후 대변 참기 힘들어요"

항문 질환에는 치루라는 병이 있다. 많은 사람들이 항문에는 치질만 생기는 줄 아는데 사실 치질은 항문에 생기는 모든 질병을 이야기한다. 그중 가장 흔한 항문질환이 치핵인데 이것을 사람들이 치질이라고

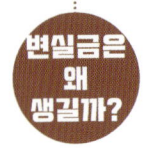

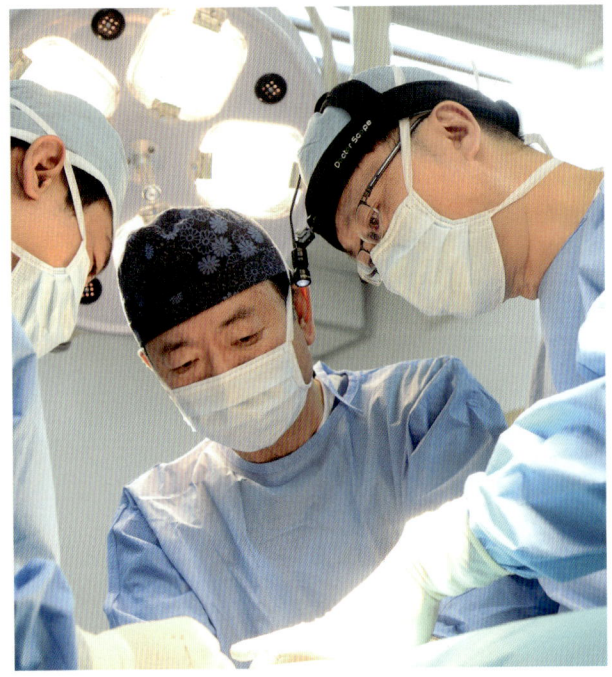

부른다. 초년생 의사들은 치핵이 치질에 속한 병이라고 환자들에게 친절히 알려드리지만 워낙에 치질이라는 이름에 익숙해진 환자들의 용어 선택을 바꿀 수가 없음을 알고 1~2년 지나면 의사들도 그냥 치질이라고 한다. 대세를 거스를 수는 없나 보다.

아무튼 이 치질, 즉 항문질환에 포함되는 질병 중에 항문 농양이라는 것이 있는데 항문에 고름이 생기는 것이다. 입속에는 침이 나오는 침

샘들이 있듯이 항문에는 항문샘이라는 것이 항문 입구에서 2cm 위쪽에 6~10개 정도 있어 항문을 촉촉하게 한다.

 사람의 면역이 떨어졌을 때 여러 침샘 중 하나에 병균이 들어가면 그걸 극복하지 못하고 염증(침샘염)이 생기듯이 항문샘 중의 하나에 대변이 들어가서 박혀 버리면 고름이 생기는데 이걸 항문농양이라고 한다. 이렇게 고름이 생기면 감기 걸린 듯 열이 날 수도 있고 무척 아프다. 다행히 이것이 항문 주위 피부의 약한 곳으로 터져 나오던지, 아니면 상처를 절개하여 피부 밖으로 고름을 빼내고 나면 둘 중 한 명 이상에서 항문샘부터 고름이 터져 나온 피부까지 터널, 즉 누관이 생기는데 이걸 치루라고 한다.

 항문농양이 치루로 진행되기도 하고 진행되지 않기도 하는데 왜 그런지는 의사들도 정확히 그 원인을 모른다. 하지만 저자의 경험으로는 설사를 자주 하는 사람들에서 항문농양도 잘 생기고 치루로도 쉽게 진행되는 것 같다. 보통 대변보다는 무른 대변이나 설사의 경우 대변의 입자도 작고 설사가 나올 때 압력도 높아서 대변의 일부가 항문샘에 박힐 가능성이 높기 때문이 아닐까 생각해 보지만 여기에 대해서는 더 연구가 필요하다.

 변실금을 이야기하다 뜬금없이 왜 치루 이야기를 하는가 의아하겠지

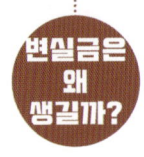

만 이 치루가 변실금을 일으킬 수 있기 때문이다. 치루의 누관이 항문 괄약근을 관통(그림 I-5)하기 때문에 치루를 근본적으로 수술하려면 누관이 지나가는 괄약근을 잘라야 하는데 보통 치루 하나 정도를 수술해서는 상관이 없다. 그러나 두 개 이상 또는 깊고 누관의 가지가 여럿 되는 치루를 수술하고 나면 괄약근 손상이 심해 대변을 참지 못하는 경우가 있다. 치루는 그냥 두면 드물게 항문암으로도 진행될 수가 있고 누관에 대변이 수시로 들어가 반복적으로 만성 염증을 일으킬 수가 있어 조기에 수술해야만 한다.

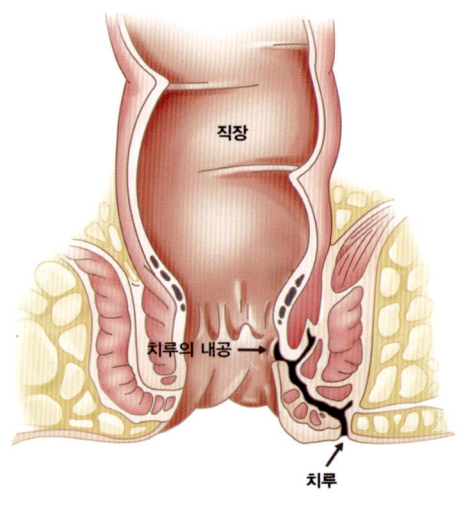

그림 I-5 :
치루의 경로. 누관이 항문 내부(내공)에서 시작하여 항문괄약근을 관통한 후 항문 주위 피부(외공)까지 진행한다.

치루는 여성보다 남성에게서 약 3배 이상 흔하다. 특히 3~40대의 남성에게 잘 생긴다. 여성들보다 남성들이 음주를 더 많이 하고 음주 후 무른변이나 설사를 하는 남성들이 많기도 하며, 남성의 항문샘의 수도 여성보다 많고 더 깊기 때문이라고 의사들은 추측하고 있다.

치루 외에도 항문 질환을 수술한 후에 변실금이 발생할 수 있기 때문에 환자와 의사는 항문 수술을 결정하기 전에 수술로 인한 장점과 단점을 깊이 있게 의논해야 한다. 치루 수술 후 27%, 치열 수술 후 12%, 치핵절제술 후 6%에서 변실금이 발생할 수 있다고 보고 된 바 있으나 다행히 현재에는 수술 방법이 많이 발달되어 심한 치루 수술 외에는 변실금이 잘 생기지 않는다.

또한 설사를 주로 하는 과민성대장증후군 환자들도 치루를 조심해야 한다. 크론씨병이라는 염증성 장 질환이 있는데 이 경우도 설사를 많이 하게 되고 그래서 한꺼번에 치루가 여러 개 생기게 된다. 크론 환자들의 치루 치료에서 가장 중요한 것은 항문괄약근(항문의 입구와 안쪽을 조이는 중요한 근육)을 최대한 보존하는 것이다.

TIP

변실금의 원인 :
- 항문 질환 수술, 특히 치루 수술 후 항문 괄약근 손상
- 크론씨병으로 인한 치루 수술
- 설사를 동반하는 과민성대장증후군으로 인한 치루 수술

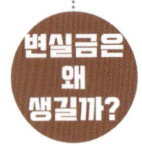
변실금은 왜 생길까?

I-3. 분변매복

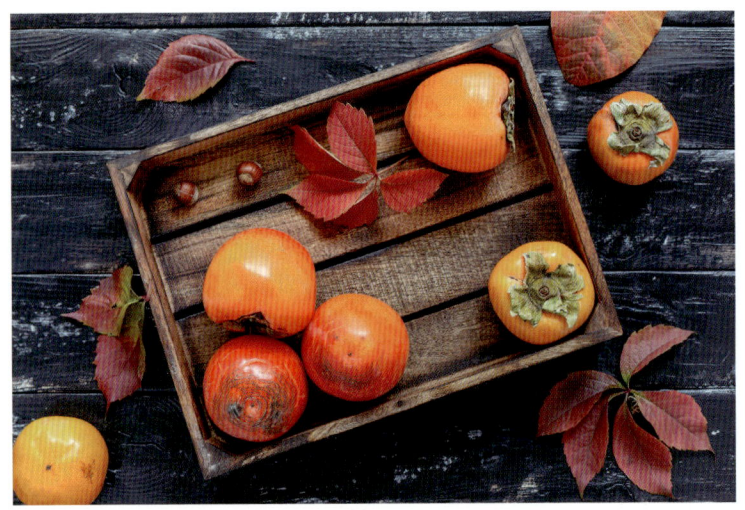

"감 드시고 단단한 대변으로 막힌 항문"

늦은 가을 어느 날 70대 후반의 어르신이 허리를 제대로 펴지도 못하시며 아주 곤혹스런 표정으로 진료실을 찾아오셨다. 5일 전부터 제대로 대변이 나오질 않다가 2일 전부터는 참을 수 없이 설사처럼 무른변이 나오기 시작하여 동네의원에 갔더니, 설사가 멎는 지사제를 처방해 주어서 복용하셨다고 한다. 하지만 설사도 멎지 않고 그동안 밀린 대변도 나오지 않으며 항문은 대변이 막 밀고 나올 듯이 하면서도 나오지 않아 몹시 괴롭다고 하신다.

대장암이 생긴 게 아닌가 걱정하는 어르신에게 그런 걱정 않으셔도 된다고 안심시켜 드린 후 항문 수지 검사(항문에 손가락을 넣어서 속을 만져보는 검사)를 해보니 항문에 바위 같은 대변이 떡하니 가로막고 있었다. 이러니 아프지 않을 수가 있었겠는가! 그래서 고무 장판을 환자분 엉덩이 밑에 깔은 후 수술용 장갑을 2개 겹쳐 끼고는 두 번째 손가락을 항문에 넣고 대변을 부수기 시작했다. 부스러진 대변들을 수차례 파내어 준비된 비닐봉지에 담았다.

환자분은 대변을 빼어 낼 때마다 아파하시면서도 시원하다고 하셨다. 바위만 한 대변을 다 걷어내니 많은 양의 무른변이 흘러나오기 시작하여 환자분은 얼른 화장실로 가서 용변을 보셨다. 그 후에도 조금 항문이 불편하다고 하셔서 진료실에서 다시 검사를 해보니 대변은 없고 무른변만 조금 나왔다. 말씀하신 그 불편함은 큰 대변이 나가다 보니 얼얼한 통증이 남아 있어 그런 것이다.

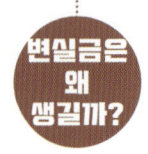

변실금은 왜 생길까?

환자분에게 왜 갑자기 변비가 심해졌냐고 물어보니 이유를 모르겠다고 하신다. 어르신의 일상에 큰 변화는 없었다고 하신다. 단지 며칠 전 시장에 들르셨다가 단감이 너무 맛있어 보여 그걸 사서 3개 정도 드셨다고 한다.

단감에는 비타민 C와 항암성분, 그리고 식이섬유가 풍부하여 감이 노랗게 익으며 의사 얼굴도 노랗게 변한다고 했다. 왜냐면 사람들이 감을 먹고 건강해져서 환자가 줄게 되면 의사 얼굴색이 노랗게 변하기 때문이란다. 이같이 몸에 좋은 감이지만 많이 먹게 되면 감의 떫은 맛을 나게 하는 탄닌 성분이 변비를 일으키게 되고 제때 치료를 하지 않으면 대변이 자꾸 쌓이고 뭉치게 되어 바위 덩어리가 되는 것이다.

이 환자분의 경우에서 보듯이 딱딱한 대변이 항문을 막고 있는 것을 분변매복(그림I-6)이라고 한다. 분변매복이 되면 대장의 점막에서 분비되는 점액이나 방귀, 그리고 무른변이 대장에 계속 쌓이게 되어 결국 그 압력으로 인해 설사 같은 무른변이 대변 덩어리와 대장점막 사이를 비집고 나가 항문 밖으로 빠져나가게 된다.

이것을 가성설사(사실은 설사가 아니며 오히려 심한 변비의 증상이다. 이를 거짓설사라고도 한다)라고 한다. 이것을 보고 사람들은 설사가 생겼다 하여 지사제를 복용하는데 이런 경우에는 오히려 변비치료제를 복용해야 한다. 심하면 관장을 하거나 손가락으로 파내야 한다.

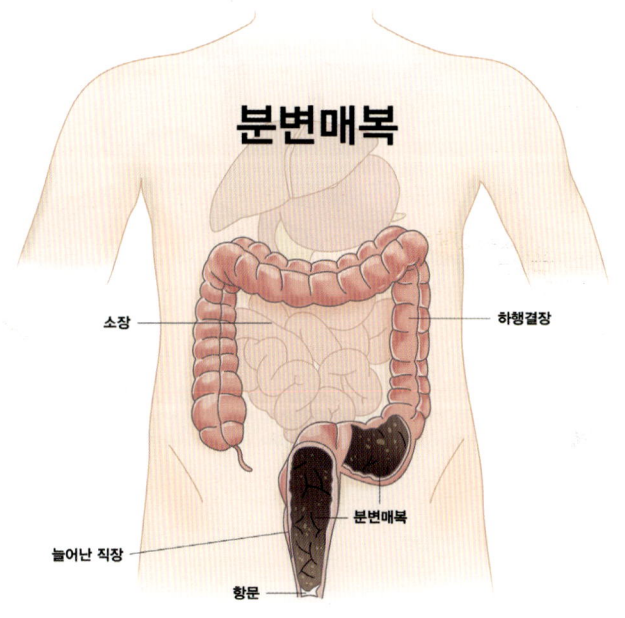

그림 I-6 :
분변매복: 대변 덩어리가 구불결장과 직장을 막고 있다.
분변매복은 가성설사를 일으켜 일시적으로 무른변을 새게 만든다.

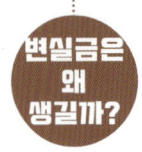

I-4. 항문성교를 통한 불완전형 변실금

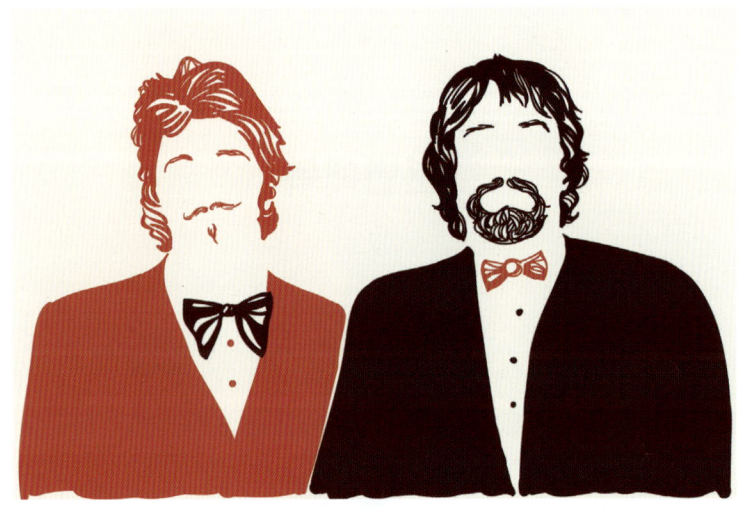

"남자를 사랑한 청년이야기"

진료실을 찾은 B씨는 중간 정도의 키였고 피부색이 유난히 희였으며 브라운 계통으로 캐주얼한 스타일의 옷을 입고 있었다. 그가 의자에 앉은 후 조금 머뭇거리면서 여 간호사의 눈치를 살피다가 말을 했다.

'말씀드리기 부끄럽지만, 사실은 서너 달 전부터 이야기하다가도, 계단을 올라가다가도 방귀가 나오며, 혹시 설사를 하는 경우에는 도저히 참을 수가 없다'고 한다. 화장실로 뛰어가 벨트를 풀기도 전에 속옷에 실수를 한 적도 있고, 특히 과음 한 다음날 설사를 할 경우에는 더 심해서 요즘은 술을 아예 자제한다고 한다.

 그래서 검사를 해보니 항문 괄약근이 세 손가락 들어갈 정도로 느슨했고 조이는 힘도 많이 저하되어 있었다. 이어진 항문 내압 검사에서는 휴식기 압력(자신도 모르게 항문을 조이고 있는 힘)과 압축기 압력(방귀나 대변이 나오려고 할 때 항문을 스스로 조일 수 있는 힘)은 모두 평균 수치의 2/3로 저하되어 있었다. 항문 초음파 검사에서는 항문 안쪽과 바깥쪽의 괄약근이 모두 얇아져 있었다.

 검사 결과를 종합하여 나이에 비해 항문의 기능이 상당히 떨어져 있고 지금으로 봐서는 변실금의 초기인 불완전형 변실금이라고 조심스럽게 말씀드렸다. B씨는 그 말을 듣고 몹시 당황하는 표정이었다. 혹시 변비가 심해 화장실에서 오랫동안 과도한 힘을 주어야 하느냐고 물으니 아니라고 한다. 그럼 본인 생각에는 어떤 생활습관이 항문을 이렇게 느슨하게 만든 것 같으냐니까 머뭇거리며 대답을 하지 않았다. 내가 좀 더 기다리다 조심스럽게 혹시 항문성교를 하냐고 물었더니 한참을 망설이다가 고개를 살짝 끄덕였다.

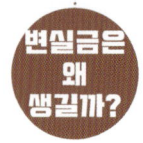

B씨는 동성애자로서, 거듭된 항문성교로 인하여 그의 항문괄약근이 손상 받은 것으로 추측 되었다. 그는 그 후 6개월에 걸쳐 집중적으로 생체되먹임 치료(바이오피드백)(그림 I-7)를 받았고 혼자서 케겔운동과 슈퍼케겔운동(110페이지 그림 IV-5 참조)을 10분씩 하루 세 번 하도록 교육 받았다.

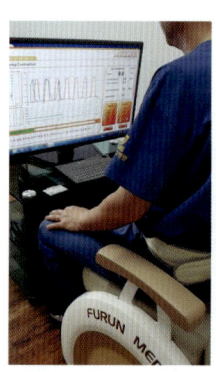
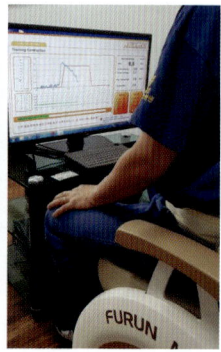

그림 I-7 : 바이오피드백 치료.
컴퓨터에 연결된 작은 압력 감지기를 의자의 중심에 올려놓고 그 위에 항문을 위치시켜 앉은 후 모니터에 나타나는 빨간색 그래프를 따라 항문에 힘을 주면, 항문 주위 근육의 수축 정도에 따라서 푸른색 그래프가 그려진다. 이렇게 수차례 반복하면 항문괄약근이 강해진다. 왼쪽 그림은 짧은 간격으로 항문에 힘을 주는 것이며 오른쪽 그림은 길게 힘을 주는 것이다.

현재 B씨는 설사는 좀 더 오랜 시간 참을 수 있게 되었고 방귀는 계단을 오를 때만 가끔 실수를 하게 되어 상당히 만족해한다. 그는 지금도 하루 세 번은 꼭 케겔운동과 슈퍼케겔운동을 하여 항문 괄약근 뿐 아니라 그 근육들의 지지력이 되어 주는 엉덩이와 허벅지 근육을 강화시키고 있다.

수개월간의 만남을 통해 인간적으로 가깝게 된 B씨는 나에게 속내를 잠시 털어놓았다. B씨가 아홉 살 때쯤 여름철에 다섯 살 위의 마을 형이 집안 사정으로 인해 B씨의 집에 며칠 머물렀다고 한다. 평소 얌전한 성격 때문에 또래 아이들과 잘 어울리지 못하던 B씨는 형이 함께 놀아 주는 것이 너무 좋았고 밤에 잘 때는 방바닥에서 함께 누워 잤다고 한다. 그럴 때면 자연스럽게 자신의 작은 성기가 꿈틀거리기도 했다고…

그 후 형은 도시로 떠났지만 그 기억이 생생히 남아 있었고 이성보다는 남성에게 더 끌리는 자신을 의아해했고, 시간이 갈수록 그런 경향이 심해져서 지금은 여자 친구는 없는 상태이고 남자 친구와만 교제를 한다고 한다. 부모를 포함해서 주변의 그 누구도 이러한 사실을 모른다고 한다. 그 이야기를 하는 B씨의 표정은 상당히 어두워 보였다.

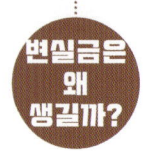

이 책을 쓰고 있는 현재 영화 '보헤미안 랩소디'가 인기 절정이다. 저자도 며칠 전 그 영화를 보았는데, 이성을 사랑하다가 점차 자신이 동성애자임을 깨달아 가며 괴로워하는 가수 '프레디 머큐리'의 인생 드라마였다. 그 고통과 외로움이 얼마나 컸을까 생각해 보았고 AIDS라는 진단을 받고 그 절망의 심연에서 다시 인생의 챔피언으로 일어서는 참된 용기와 열정에 가슴이 뭉클했다. 작가이자 정신과 의사인 엘리자베스 퀴블러 로스는 말했다.

"우리가 알고 있는 가장 아름다운 사람들은 패배를 알고, 고통을 알고, 투쟁을 알고, 상실을 알고, 그런 심연에서 빠져나올 길을 찾아낸 사람들이다. 그들은 관용, 애정 어린 깊은 관심으로 삶을 이해하고 느끼며 감사하는 마음을 갖고 살아간다. 아름다운 사람은 그냥 태어나는 것이 아니다"

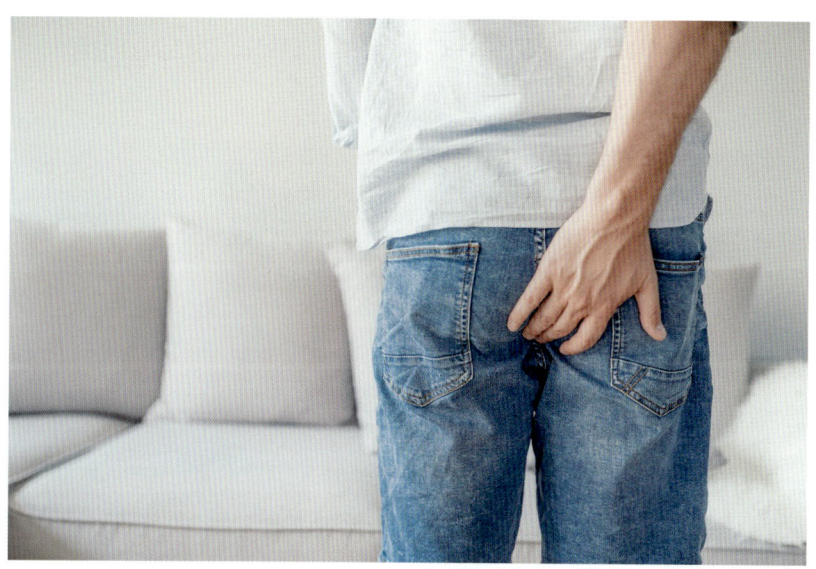

TIP

생체되먹임 치료란?
영어로는 바이오피드백 biofeedback이라고 하며 복압을 측정하는 복대를 하고 의자 중앙에 센서가 설치된 의자에 앉아 모니터를 보며 모니터의 그래프가 지시하는 대로 항문을 조였다 폈다 하는 훈련을 말한다.

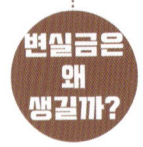
변실금은 왜 생길까?

I-5. 배변 시 힘을 지나치게 주는 경우 (변비)

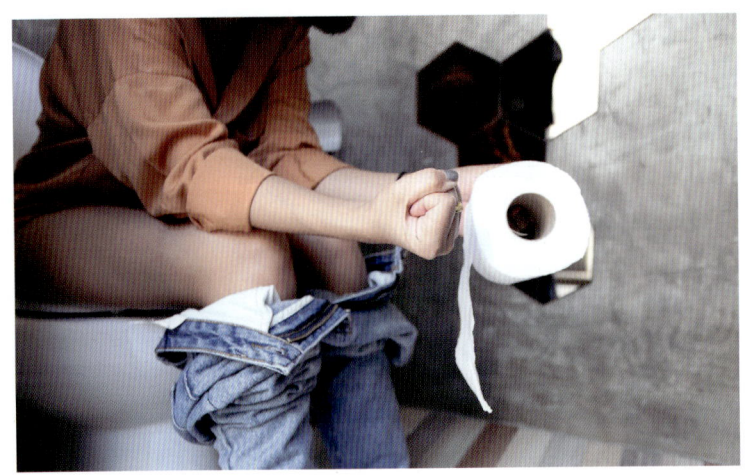

"변비가 오래되면 대변이 샌다?"

대변이 단단하면 무른변을 보는 사람들에 비해 변실금이 잘 생기지 않을 것이라고 생각하는 것이 상식적일 것이다. 앞장에서 언급했듯이 가스나 무른변이 새는 것은 불완전변실금이라고 정의되어 있으며 이런 증상이 변실금의 초기 증세이므로, 굳은 대변이 항문을 잘 빠져나오지 못하는 변비가 있으면 대변이 자기도 모르게 새는 변실금 따위는 생기지 않을 것이라고 생각하기 쉽다.

결론적으로 말하면 단단한 대변을 보는 변비도 변실금을 유발할 수 있다는 것이다. 변실금 환자의 69.3%가 변비를 함께 앓고 있다. 여자들이 남자에 비해 변비가 많은데, 주로 변의(대변이 마려운 느낌)를 느끼지 못하며 장이 느리게 움직이는 서행성 변비이다.

대변을 밀어내는 배의 압력(복압)이 남자들에 비해 여자들이 약한 것도 원인이지만 물과 음식의 섭취가 남자들에 비해 적으며 대체로 운동량도 적은 편이기 때문이기도 하다. 대부분의 여자들은 평생 다이어트를 한다고 봐도 될 만큼, 체중이 1Kg만 증가해도 바로 "오늘부터 굶어야지"라고 생각한다. 영양분을 골고루 섭취하는 동시에 운동을 하면서 체지방을 줄여야 하는데 그냥 굶어 버리면 체중은 줄지 모르지만 결국 단백질인 근육양만 줄어들어 면역력이 떨어지게 된다고 아무리 말해도 들으려 하지 않는다.

체중이 줄어들어 다이어트를 중단한 후 음식을 제대로 먹기 시작하면

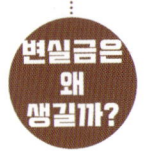

신체의 근육양이 줄었으므로 많이 섭취하는 칼로리를 제대로 대사시키지 못하여 인체는 남는 칼로리를 결국 지방으로 저장하게 된다. 그렇게 되면 결국 다이어트를 하면 할수록 지방은 불어나고 근육은 줄어들게 되어, 외모는 별 차이가 없으나 체중만 줄게 되는 착시현상이 생겨 그것에 만족하게 된다. 이러한 이유는 지방보다 무거운 근육이 줄었기 때문에 체중이 적게 나가기 때문이다.

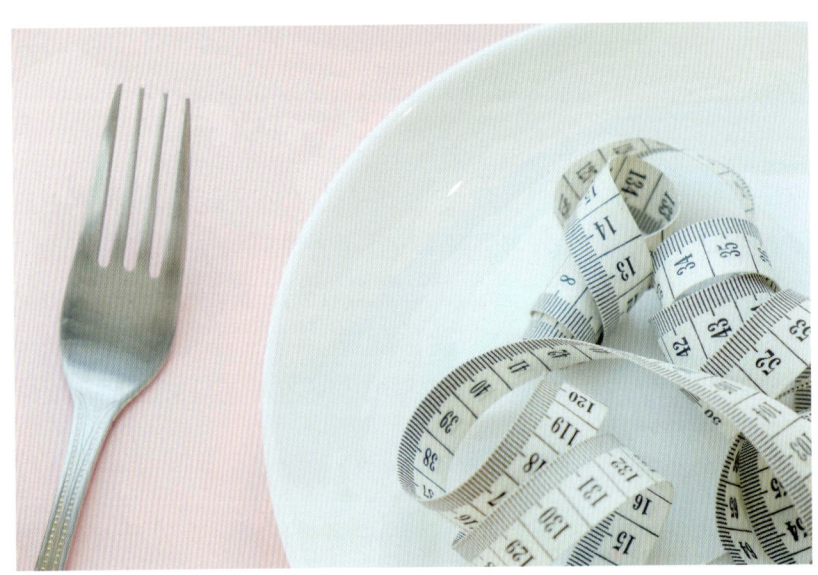

다이어트로 인한 이런 부작용 외에, 변비라는 부작용이 항상 다이어트를 따라다닌다. 먹는 음식양이 적기 때문에 대변도 적게 만들어지고 단단해지기 때문이다. 이러한 다이어트로 인한 변비가 생기면 화장실에서 대변을 밀어내기 위해 과도한 힘을 골반에 주어야 하며(그림 I-8) 그로 인해 직장과 항문 점막, 그리고 골반바닥이 해먹처럼 아래로 처지게 된다(골반저 하강)(그림 I-9). 이때 직장과 항문 근육들의 신경들도 항문 쪽으로 함께 늘어나게 되면 신경들이 손상 받게 되어 변실금이 야기된다.

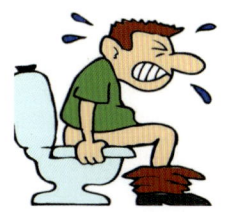

그림 I-8 :
변비 환자가
힘을 쓰는 모습.

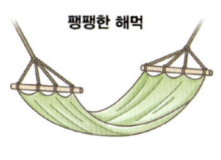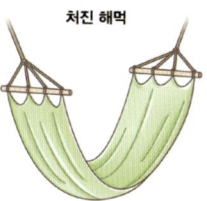

그림 I-9 :
해먹. 팽팽한 해먹(왼쪽)과 처진 해먹(오른쪽)

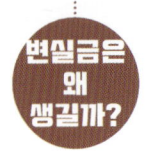
변실금은 왜 생길까?

변비에는 다이어트로 인한 변비 외에도 대장이 느리게 움직이는 서행성 변비가 있고, 직장의 앞쪽 벽이 풍선처럼 질 방향으로 불거져 그곳에 대변이 흘러 들어가는 직장류(직장과 질 사이의 벽이 약해져서 직장벽이 질 쪽으로 밀리면서 자루모양의 직장 주머니가 생기는 질환. 주로 여성에게서 많이 나타난다. 그림 I-10) 때문에 시원히 대변을 못 보는 직장형 변비가 있다. 직장류의 경우 환자들은 화장실에서 항문 주위를 눌러서 대변을 보기도 하고 장갑을 끼고 직접 파내기도 한다. 그 외에도 아예 원인을 알 수 없는 변비도 있다.

[정상적인 여성골반 구조]

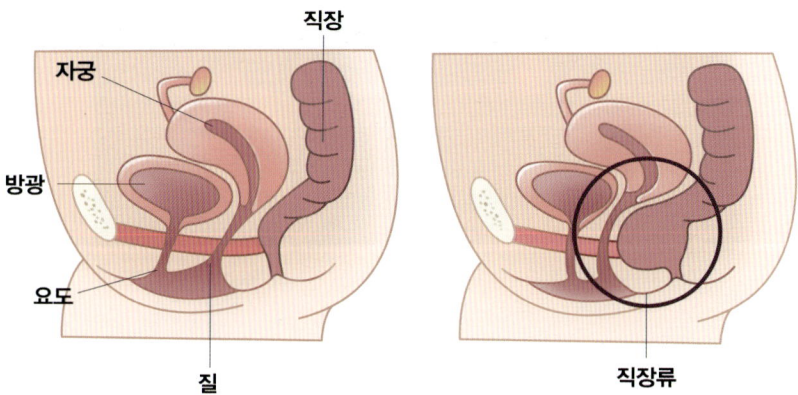

그림 I-10 :
정상 직장(왼쪽)과 직장류(오른쪽): 대변이 항문으로 나와야 하는데 이 질 쪽으로 형성된 직장류로 들어가서 대변이 직장에 남아 있게 되어 잔변감을 느끼게 되고 심한 경우 환자는 손으로 항문 주위를 누르거나 파내어 대변을 보기도 한다. 직장의 앞부분에는 질이 있고 질로 인하여 빈 공간이 형성되어 있다. 변비가 반복되면서 대변을 밀어 내기 위해 힘을 반복해서 주게 되면 직장의 앞 벽이 빈 공간의 질 쪽으로 밀려 풍선처럼 된다(오른쪽 그림의 동그라미 부분).

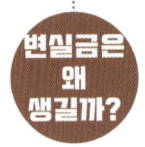
변실금은 왜 생길까?

변비의 심각성을 환자분들에게 설명할 때 저자는 변비를 소화기관의 감기라고 비유한다. 왜냐면 감기가 기관지염과 폐렴 등의 합병증을 일으키듯이, 변비는 변실금 외에도 피부 트러블, 피로, 구취, 직장류, 대장용종(그림 I-11), 심지어 대장암(그림 I-12) 등과 같은 다양하고 심각한 합병증을 일으킬 수 있기 때문이다.

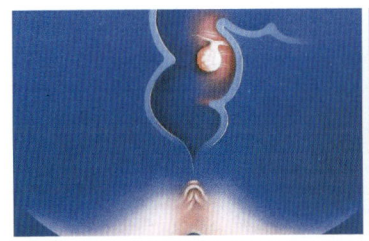
그림 I-11 : 대장 용종

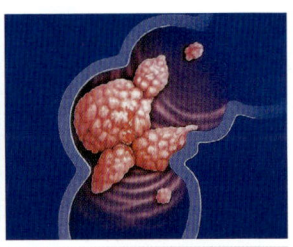
그림 I-12 : 대장암

TIP
변실금의 원인 : 변비

I-6. 직장탈 환자의 70%가 변실금

"항문에 치질이 튀어나오고 대변을 참지 못해
어딜 가지도 못하고 너무 창피해요"

어느 무더운 여름 오전이었다. 70대 중반의 여성 환자가 아들과 함께 진료실로 들어섰다. 무척 더운 날씨에 오시느라 고생하셨다고 인사를 드렸더니 아들 차를 타고 오셔서 고생하지 않았다고 하신다. 자리를 권하니 앉으면서 긴 한숨을 쉬신다. 어찌 그리 깊은 한숨을 쉬시냐고 물었더니 이렇게 사느니 죽고 싶다고 하신다.

항문에 치질이 튀어 나오고 대변을 참지 못해 어디를 가지 못하니 너무 창피해서 못 살겠다고 하신다. 아침에 대변을 본 후 샤워를 깨끗이 하고 외출하였는데도 지하철을 타면 사람들이 자기를 피한다는 것이다. 그래서 화장실에 가서 속옷에 대변이 묻었나 확인해보면 대변과 점액이 묻어 있고 치질이 나와 있어 몹시 불안하고 좌절감을 느낀다고 하신다.
치질이 얼마나 크냐고 여쭈어 보았더니 아기 주먹만 한데 통증은 없다고 하신다. 여기서 우리가 그냥 넘어가서는 안 될 것은 치질이 아기 주먹만 한데 통증이 없다는 것이다. 대부분의 치질은 환자들이 알고 있는 것과는 다르게 어지간해서는 통증이 없으나 아기 주먹만 하게 커져

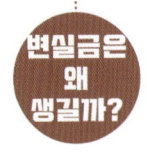
변실금은 왜 생길까?

있거나 과로, 과음으로 기존의 치질이 갑자기 부어오르면 아플 수가 있다. 그런데 환자분은 치질이 상당히 크면서도 아프지 않다고 한다. 그래서 일단 검사를 해보기로 했다.

　대부분의 항문 전문병원들에서는 환자분들의 부끄러움을 최소화하기 위해 진료실과 진찰실이 분리되어 있어서 간호사가 환자를 진찰실로 안내하고 진찰대 위에 왼쪽 옆으로 눕혀드린 후 바지를 살짝 내리고 가운데 작은 구멍이 뚫린 포를 노출된 엉덩이에 덮어 드린다.

　진찰을 해보니 항문을 조이는 힘은 많이 약해져 있었으나 치질은 보이지 않았다. 그래서 환자분에게 배에 힘을 주어 보라고 하니 정말 아기 주먹만 한 살점이 항문 밖으로 나왔다. 그러나 그것은 치질이 아니고 직장의 점막이었다. 직장탈출증이었다. 즉, 항문점막이 밀려 나온 것이 아니고 항문의 상부에 있는 직장의 점막 상당부분이 밀려 나온 것이다.

　이렇게 많은 부분의 직장이 항문 밖으로 밀려 나오면 항문내외괄약근이 만성적인 손상을 받게 되어 항문이 느슨해지고 조여지질 않는다. 또한 직장이 아래로 당겨지며 신경까지도 손상을 받아 항문의 예민하고 정교한 기능을 상실하게 되어 방귀나 대변이 나오는 것을 느끼지 못하게 된다.

직장탈이 있다고 모두 변실금까지 진행되는 것은 아니다. 항문에서 상당한 크기의 점막이 밀려 나오기 시작하면 빠른 시간에 전문병원을 방문하여 치핵이 밀려 나오는지 아니면 직장이 밀려 나오는지 정확한 진단을 받고 그에 적합한 치료를 받는 것이 심각한 변실금을 예방하는 지름길이다.

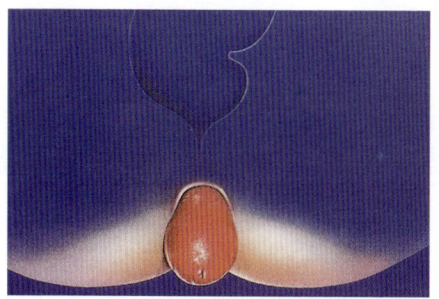

그림 I-13 :
직장탈. 옷의 소매 안감이 뒤집혀 빠져 나오듯 직장의 점막이 항문 밖으로 나온 것이다.

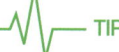

변실금의 원인: 직장탈 (그림 I-13)
치료: 직장탈 교정술과 변실금 수술

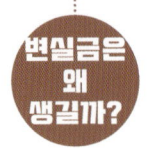

I-7. 중풍과 치매로 인한 변실금

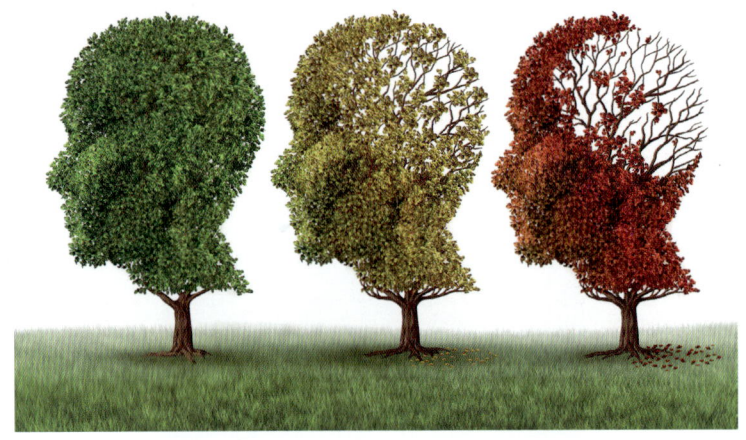

=="아침 식사를 하였는지 안 하였는지도 모를 정도로 치매가 진행되면서 속옷에 대변이 묻어났어요."==

H씨는 중소기업을 운영하던 기업인으로 키는 175cm, 체중은 76Kg 정도로 옷을 입으면 70대 초반의 나이임에도 멋진 자태를 뽐내는 사람이었다. 체력이 튼튼하였고 평소 수영과 골프를 비롯한 운동을 좋아하였

다. 건강에 관심도 많아 매년 정기적으로 건강검진을 받았으며 가벼운 당뇨 외에는 별다른 이상은 발견되지 않아 건강에 자신감을 가지고 있었다. 하지만 저녁 모임이 많아 일주일에 서너 번은 술을 마셔야 했다.

당뇨에 술이 좋지 않고 외식을 하게 되면 과식을 하게 되므로 혈당 조절이 안 되는 것을 알고 있었지만 사업상 어쩔 수 없었다. 73세가 되면서 체력이 약해지는 것을 느끼던 중 전날 술기운도 이길 겸해서 어느 추운 날 아침, 뒷산에 잠시 오르기로 했다. 산행 도중 등산 스틱을 잡고 있던 우측 손에 힘이 약해지는 것을 느꼈으나 어제 과음으로 인한

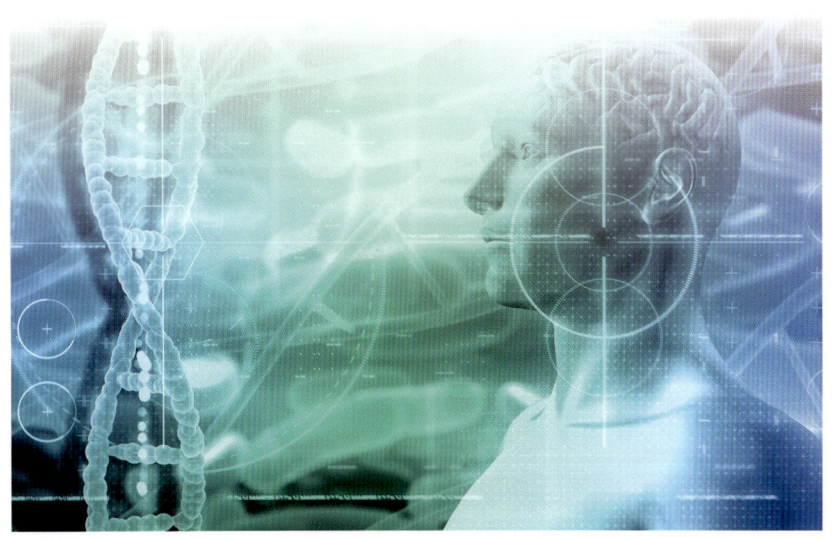

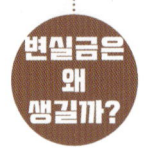
변실금은 왜 생길까?

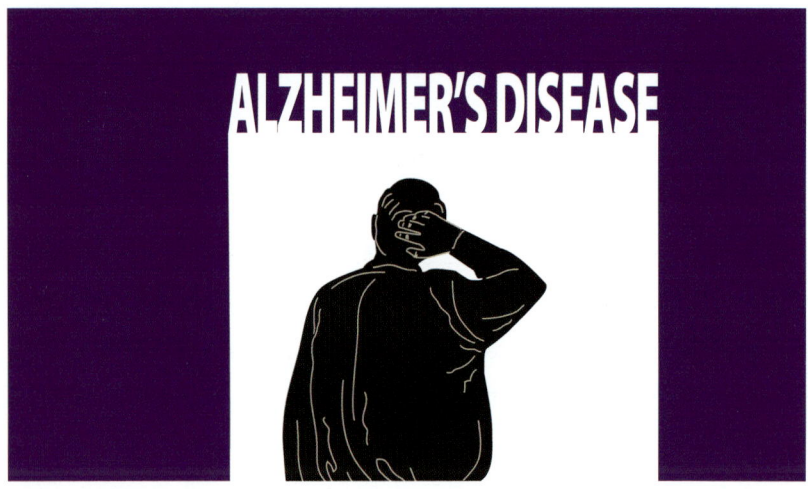

 일시적인 중세로 알고 계속을 산행을 하다가 그만 우측 다리에도 마비가 오면서 그 자리에 쓰러지고 말았다. 중풍이 온 것이다.
 다행히 지나가던 사람들이 보고 119에 신고하여 급히 대학병원 응급실로 이송되었고 적절한 치료를 받은 후 보름 뒤 후유증 없이 퇴원하였다. 하지만 3개월 뒤부터 기억력이 상당히 저하되고 본인이 그날 아침 식사를 하였는지 안 하였는지도 모를 정도가 되면서 속옷에 대변을 묻히기 시작하게 되었다.

H씨의 경우 중풍으로 인한 치매가 변실금을 일으킨 것이다. 치매는 알츠하이머성 치매, 혈관성 치매, 그리고 알코올성 치매로 크게 나누어지는데, H씨의 치매는 중풍으로 인한 혈관성 치매와 알코올성 치매가 중복되어 나타난 것이다.

 중풍(뇌졸중)의 원인은 고혈압, 고지혈증, 담배, 그리고 당뇨인데 H씨는 규칙적인 운동을 하고는 있었으나 과식과 과음으로 인해 혈당 조절이 제대로 되지 않았고 고지혈증도 겹치기 시작하면서 본인은 느끼지 못했지만 중풍을 일으킬 수 있는 조건들이 차츰 무르익어 가고 있었던 것이다. 또한 피로에 겨운 몸으로 추운 환경에 노출되므로 중풍이 좀 더 쉽게 오게 된 것으로 추측된다.

TIP

변실금의 원인:
중풍(뇌졸중), 치매, 다발성경화증, 뇌종양, 당뇨성 신경병증, 척수병변, 알코올성 독성신경병증

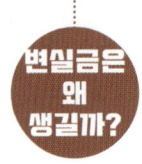

1장을 마무리하며

 우리는 1장에서 변실금의 다양한 원인들 중 가장 중요하고 흔한 원인들을 살펴보았다. 그 외에도 교통사고와 관통상, 설사 등도 변실금을 일으키지만 사례가 많지 않아 생략하였다.

 변실금의 원인 중 가장 중요한 것은 분만할 때 항문괄약근이 손상을 입은 후 나이가 들어가며 손상된 괄약근을 지지해 주던 항문과 회음부의 근육 또는 주변 인대가 느슨해지고 처지게 되어 항문을 조이는데 더 이상 버팀목이 되어 줄 수 없게 된다는 것이다.
그러므로 자연분만 특히 난산의 경험이 있으신 독자들께서는 변실금의 걱정이 전혀 없는 젊은 시절부터 케겔운동과 슈퍼케겔 운동 등 회음부와 엉덩이, 그리고 허벅지 운동을 해야 한다. 돈도 있을 때 아껴야 하듯이 근육과 인대도 건강할 때 아껴야 한다.

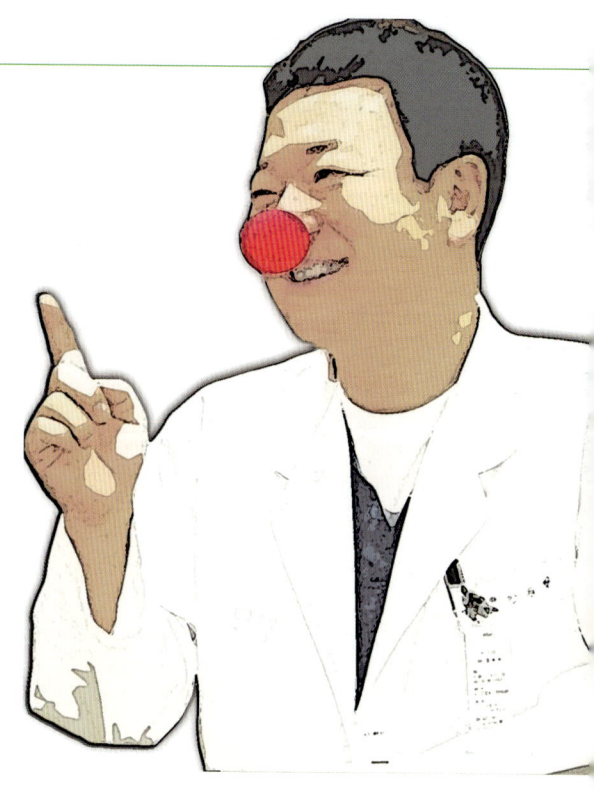

고통이야 말로 하나님이 우리에게 주신 가장 큰 선물 중 하나.
- 폴 블랜드 필립 얀시 -

II

증 상

*"처음에는 무른변이 엉덩이에 묻어나다가 점차
단단한 대변이 자신도 모르게
항문 밖으로 나오는 것을 경험해요"*

수술 후 3년이 지난 지금은 단단한 변은 새지 않으며,
많이 걸으면 무른변만 경미하게 묻어나게 되면서 자신감을 회복하였고
원거리 여행도 다니는 등 삶에 큰 활력을 찾게 되었다.

증상

II. 증상

II-1. 가스가 샌다 (가스실금)

<mark>"나이가 들면 방귀가 많아지나요?"</mark>

어느 여름 오전 비교적 긴 머리의 50대 중반 여성분이 진료실을 찾으셨다. 키는 160cm 정도였고 피부는 조금 그을린 것 같았고 표정도 밝았다. 부끄러워 남에게 말도 못 하고 있다가 걱정이 되어 왔다고 한다. 평소 남들 못지않게 유산소 운동, 요가 운동을 열심히 하고 있어 건강에 자신이 있었는데 최근 들어 문제가 생겼다고 한다. 간호사의 눈치를 조금 살피는 듯하더니 하시는 말씀이 얼추 반년 전부터 방귀가 많아졌다는 것이다.

방귀가 많아졌다고 해서 소화가 안 되거나 복부가 더부룩해진 것도 아니라고 한다. 그냥 방귀가 많아졌다는 것이다. 처음에는 계단을 오르거나 복압이 올라가는 운동을 할 때 또는 기침이나 웃을 때 방귀가 본인도 모르게 나와 굉장히 당황스러웠다고 한다. 복부에 가스가 많이 생겨서 그렇지 않을까라는 생각이 들었고...

그렇다면 대장에 문제가 생겼을 것이라 걱정하게 되어 대장내시경 검사를 받아 보았으나 아무 이상이 없었다고 한다.

하지만 증세는 자꾸 심해져서 이제는 걸음을 걷다가도 방귀가 나오고 주방에서 음식을 하다가도 나오며 사람들과 이야기하다가도 "뿡"한다는 것이다. 너무나 부끄럽다며 왜 이런 것인지 제발 알려 달라고 온 것이라 한다.

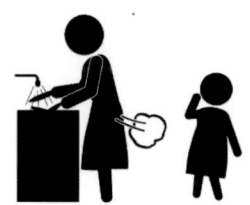

자녀는 둘인데 둘 다 자연분만을 하셨다고 하며 정상적으로 분만하였다고 한다. 검사를 해보니 항문의 내괄약근이 조금 약해져 있었고, 항문내압검사에서 항문에 힘을 주지 않을 때인 휴식기 압력이 조금 떨어져 있었으며 항문에 힘을 줄 때인 압축기 압력은 정상이었다. 항문 초음파 검사를 3D(3dimension, 3차원)로 해 보니 항문내괄약근, 항문외괄약근 그리고 치골직장근 같은 항문주위의 근육은 정상이었다.

종합해 보면 이 환자분의 병명은 '가스실금'이다. 변실금의 가장 초기 단계이다. 노화에 의해 항문내괄약근이 약해져 있어 방귀가 조절이 안

증상

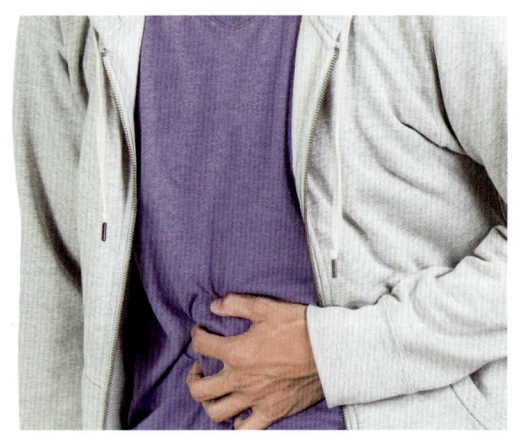

되는 것이다. 항문내괄약근은 우리 몸의 기능을 자율적으로 조절하여 작용 하는 자율신경계의 지배를 받으므로 우리가 항문을 조이고 싶지 않아도 스스로 조이고 있다. 마치 심장이 우리의 명령과 관계없이 박동하고 있는 것처럼 말이다.

 우리가 사망하는 경우에는 자율신경도 작동을 하지 않게 되므로 항문내괄약근이 열리게 되고 그러므로 항문도 열리게 된다. 항문내괄약근은 이렇듯 항문을 항상 조이고 있는데 이 녀석의 조임이 약해지면 복압이 조금만 올라가도 방귀가 항문을 통해 나오는 것이다. 환자는 평소 운동을 열심히 하여 건강에 자신이 있었는데 이 나이에 항문괄약근이 약해진 것이 이해가 안 되다며 상당히 실망하셨다.

항문내괄약근은 앞서 말한 것처럼 자율신경의 지배를 받으므로 케겔운동을 많이 한다고 강해지는 것은 아니다. 하지만 항문외괄약근은 케겔운동을 통하여 강해 질 수 있으므로 케겔운동 뿐 아니라 슈퍼케겔운동을 열심히 해야 한다.

이와 같이 사람들은 복부 가스가 많이 생겨서 방귀가 많이 나온다고 생각하지만 그럴 경우보다는 항문내괄약근의 조임이 약해져서 방귀가 이전보다 자주 나오게 되는 것이다.

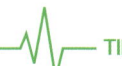
TIP

병명 : 가스 실금
치료 :
1 가스를 많이 만드는 음식(고구마, 현미, 옥수수, 콩, 당근, 브로콜리, 자두, 탄산음료 등)을 줄여야 한다.
2 대장의 연동운동을 자극하기 위해 유산소 운동을 꾸준히 해야 하며 신선한 채소와 과일을 많이 섭취하는 것이 권장된다.
3 항문내괄약근이 약해진 상태로서 이 근육의 주위를 둘러싸고 있는 엉덩이와 허벅지 근육을 강화시켜야 한다.
(케겔운동, 슈퍼케겔 운동, 110페이지 그림 IV-5참조)

방귀란 항문을 통해 나가는 가스이다. 음식을 먹거나 물을 마실 때 입을 통해 함께 들어간 공기와 장 내용물의 발효에 의해 500~4000cc 정도의 장 내 가스가 생기는데 하루 평균 14~20회 방귀를 내보내며 그 양은 약 400~500cc(작은 페트병 하나 정도의 양)이다. 방귀가 가끔 고약한 것은 방귀 속의 황화수소와 암모니아 때문이다.

II-2. 무른변이 새다가 이젠 단단한 변도 샌다

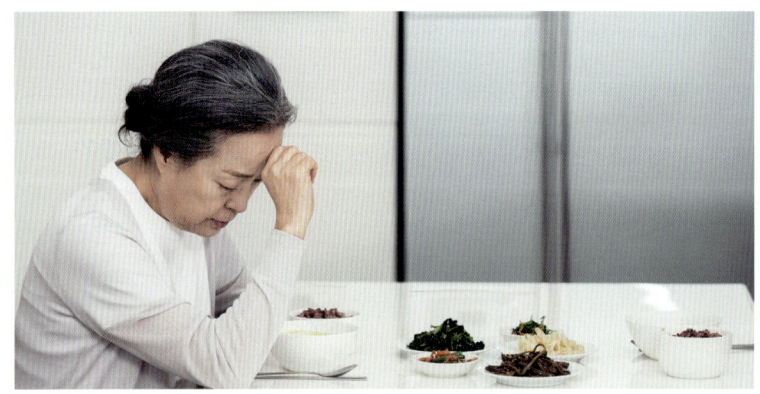

"처음에는 무른변이 엉덩이에 묻어나다가 점차
단단한 대변이 자신도 모르게 항문 밖으로 나오는 것을 경험해요"

73세의 K여사는 3명의 자녀를 자연분만 하였고 젊었을 때부터 음식을 먹으면 그 즉시 배가 꼬르륵거리면서 대변을 보고 싶은 마음이 생겼다. 그렇게 급하게 화장실에 가면 늘 무른변을 보았다. 그래서 외식을 하게 되면 화장실이 어디 있는지부터 확인하는 것이 습관이 되었다. 하지만 가끔 변비가 있을 때는 단단하고 동글동글한 모양의 대변을 보기도 했다.

 K여사는 오래전부터 조그만 옷가게를 하였기에 바쁘게 지내다 보니 별도의 시간을 내어 운동을 하지 못하는 처지였다. 그러다 보니 늘 이곳저곳이 아프고 피곤하였다. 폐경이 되고 57세쯤 되니 오래 서 있으면 속옷에 무른변이 묻어나기 시작했고 63세쯤 되어서는 무른변이 자신도 모르게 엉덩이에 묻어 있고 생리용 패드까지 하고 다녔지만 더 이상 어쩔 수 없어 옷가게를 그만두게 되었다.

 그 후 집에서 주로 생활하는데 70세에 접어들면서 단단한 대변도 자신도 모르게 항문 밖으로 나오는 것을 경험한 후 자존심 강한 K 여사는 이제 아예 집 밖을 나가지도 않고 친구도 만나지 않는다. 그러다 보니 외롭고 우울하여 죽고 싶다는 생각이 자꾸 들게 되었다. K여사는 너무나 창피해 이 사실을 가족들에게 알리지 않았지만 엄마를 우연히 찾은 딸이 엄마가 대변이 묻은 속옷을 세탁하는 것을 보고 놀라 자초지종을 듣게 되면서 급히 병원에 모시고 오게 되었다고 하였다.

 K여사의 경우는 웩스너 변실금 점수(76페이지 참조)가 18에 가까웠고 휴식기와 압축기 항문 압력이 정상의 절반 이하로 저하되어 있었다.

증상

항문초음파 검사에서는 항문내괄약근과 외괄약근 모두 원형을 유지하고는 있었으나 두께는 많이 얇았다.

 무른변만 샌다면 대변을 굳게 만드는 약을 처방하고 케겔운동과 바이오피드백 운동을 하면서 경과를 지켜보면 되지만 K여사는 가끔 단단한 대변을 보므로 대변을 더 이상 굳게 할 수가 없었다. 그래서 케겔운동과 바이오피드백 치료를 3개월 정도 하였으나 그 역시 효과가 없어 결국 수술을 하게 되었다. 수술 후 3년이 지난 지금은 단단한 변은 새지 않으며, 많이 걸으면 무른변만 경미하게 묻어나게 되면서 자신감을 회복하였고 원거리 여행도 다니는 등 삶에 큰 활력을 찾게 되었다.

TIP

변실금의 증상: 가스실금, 액체변 실금, 고형변 실금

II-3. 변지림

"우리 아이가 변비가 심해지면 속옷에 대변을 묻혀요!"

초등학교 2학년 여자아이가 엄마 손을 잡고 진료실에 들어섰다. 그 아이는 또래 아이보다는 커 보였고 상당히 귀엽고 쾌활해 보였으며 엄마 또한 비교적 밝은 표정이었다.

엄마가 자리에 앉으며 걱정스런 표정으로 말한다.
"우리 딸이 변실금이 있어 왔어요. 사실 우리 아이는 대변을 며칠씩 안 보기도 하는 변비인데 팬티에 자주 대변을 묻힙니다. 변실금은 나이 든 분들에게서나 오는 병인 줄 아는데 우리 딸은 아직 어린데 벌써 대변을 지리니 걱정이 이만저만 아닙니다. 항문을 조이는 힘이 벌써 약해졌을까 큰 걱정입니다."
하지만 딸은 조금 불쾌하면서도 불안한 듯 말한다.

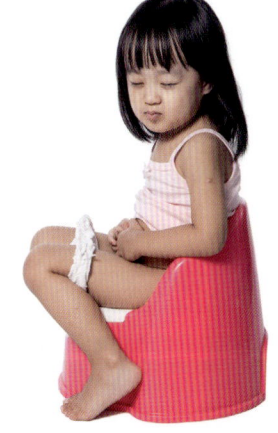

"엄마, 변실금이 뭐야? 난 그냥 대변이 팬티에

증 상

조금 묻을 뿐인데?"

 엄마가 한숨을 쉬며 말한다.
"대변이 너도 모르게 팬티에 묻으면 변실금이잖아? 너 대변은 굵고 단단한데도 이게 새니 얼마나 걱정이니!!"

 이러다간 끝이 없을 것 같아 이쯤에서 내가 개입한다.
"애야, 방금 엄마가 말씀하시길 네가 변비라고 했는데 며칠에 한 번 대변보니?"

 아이가 대답하길 "3일에 한번요."

 엄마가 그새 못 참고 끼어든다.
"얘가 대변보면 너무 단단하고 커서 변기가 막힐 때가 많고 냄새도 고약해요. 그리고 방귀 냄새도 얼마나 고약한 줄 몰라요."

 내가 말한다.
"어머니, 잠깐만요, 제가 따님과 이야기 조금만 더 하구요. 애야, 3일 동안 대변을 보지 않으면 불편하지 않니?"

 딸이 말한다.

"그야 당연히 불편하죠. 아저씨는 3일 대변 안 보면 안 불편해요? 3일 쯤 되면 불편한데 대변은 안 나오고 항문이 아파오고 대변이 팬티에 묻어나기 시작해요. 그때 억지로 힘을 주어 대변을 보면 시원하긴 한데 항문이 엄청 아파 대변보기가 무서워 또 참게 되고 그러면 더 많이 묻고 냄새가 고약해져요"

내가 말한다.
"그럼 잠시 간호사 언니를 따라가서 검사를 받아 보자꾸나."

아이를 옆으로 누이고 항문수지검사를 해 보니 항문의 바로 위쪽 직장에 진득한 대변이 마치 공처럼 뭉쳐 있었다. 항문내외괄약근은 정상적인 수축력을 가지고 있었으나 대변의 크기가 상당하여 항문이 조금 열려 있는 상태였다. 이것은 변실금이 아닌 변지림이다.

다시 진료실로 돌아와 물어보니 아이는 대변을 아침에 보고 싶으나 학교 가기 바빠 대변을 참는다고 한다. 그리고 학교에 가서도 쉬는 시간에는 친구들과 논다고 정신이 없어 화장실에 가지 않다가 학교 마치

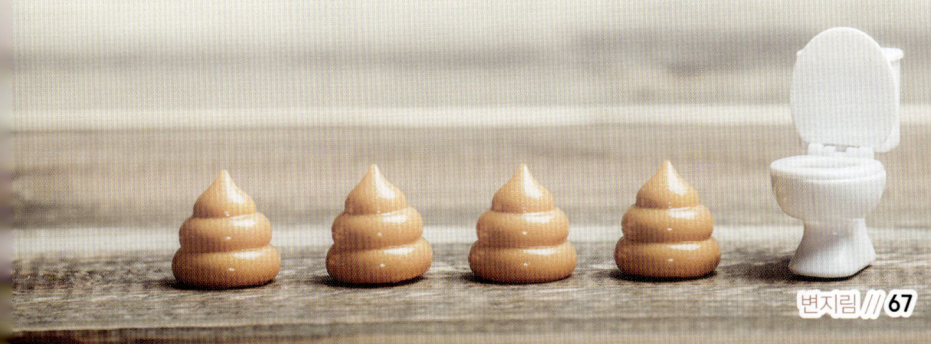

증 상

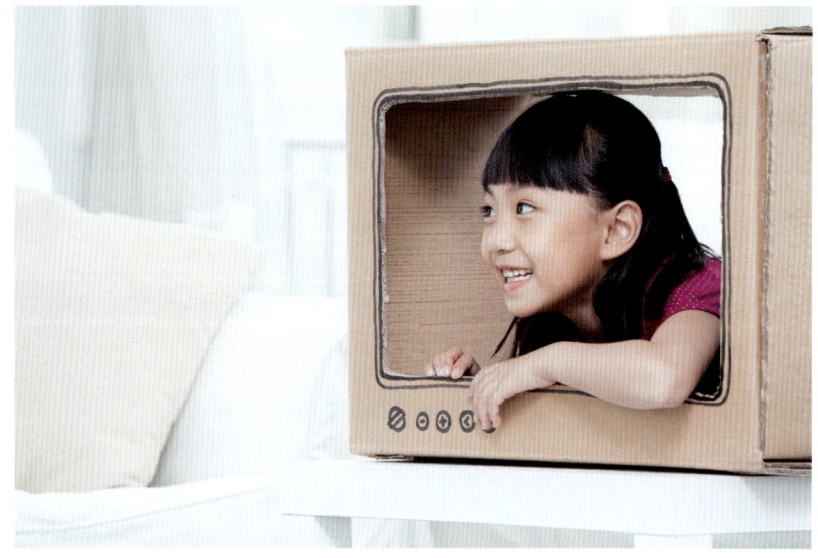

고 집에 와서는 대변보고 싶은 마음이 없어져서 그냥 지내다가 다음 날 아침 다시 대변을 보고 싶으나 그 전날처럼 학교 가기 바빠 대변을 보지 않고 그냥 다시 학교 간다는 것이다. 그러기를 2~3일 반복하다 보면 속옷을 버리기 시작한다는 것이다.

3~6세의 어린아이들에게 TV나 핸드폰으로 아이들이 좋아하는 뽀로로 같은 동영상을 끊임없이 보여주는 젊은 부모님들이 많다. 그렇기 때문에 아이가 화장실을 가고 싶은 변의가 생겨도 아이들은 좋아하는 동영

상을 보기 위해 꾹 참고 대변을 보지 않은 경우가 많아지는 것이다.

이런 일들이 반복되면 아이들의 변비뿐만 아니라 변지림이 생길 수 있다. 아이들의 대통령이라는 뽀통령을 탓할 것이 아니라 부모의 무관심과 잘못된 습관이 더 큰 문제일 수 있다.

병명 : 변지림
직장에 단단한 변괴가 차 있어서 그 압력으로 항문이 열리고 대변이 새어 나와 속옷에 묻는 현상(항문괄약근의 조임은 정상이므로 변실금과는 다름)

치료 : 아이가 학교 가기 전에 대변을 보도록 평소보다 일찍 일어나야 하므로 일찍 잠을 자야 한다. 변의가 있을 때는 참지 말고 학교에서라도 즉시 화장실로 가야 한다.(대변이 직장에 오래 머물수록 직장 점막을 통해 대변의 수분이 흡수되어 단단한 덩어리가 될 수 있다.)

질병의 조기 진단은 질병의 예방과 동일하다.
- 강동완 -

III

검 사

변실금은 다양하고 복잡한 원인이 있을 수 있어서
그 원인과 환자의 나이, 증상의 정도에 따라 치료의 방법이 달라진다.
정확한 진단을 위해서는 문진을 포함한 다양한 검사를 하게 되며,
이 과정을 통해 최선의 치료를 선택하게 된다.

III. 검사

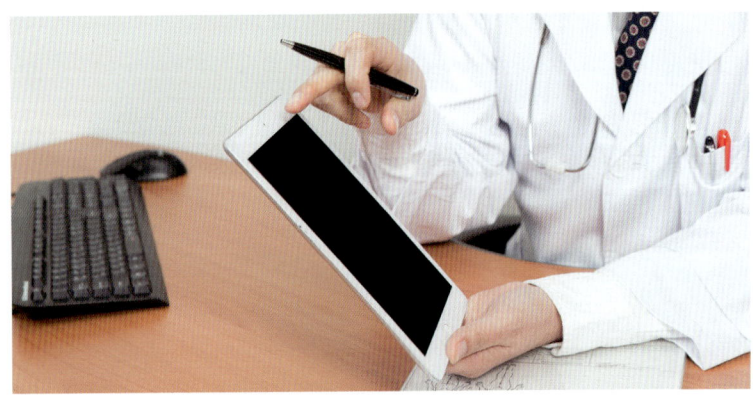

　변실금은 다양하고 복잡한 원인이 있을 수 있어서 그 원인과 환자의 나이, 증상의 정도에 따라 치료의 방법이 달라진다. 결국 진료하는 의사가 정확하게 진단하여야 환자는 가장 좋은 치료를 받을 수 있다. 정확한 진단을 위해서는 문진을 포함한 다양한 검사를 하게 되며, 이 과정을 통해 최선의 치료를 선택하게 된다.

　환자의 불편함, 즉 어느 정도 양의 대변으로 언제부터 속옷을 버리게 되었는지 물어보게 된다. 몇 명의 자녀를 두었는지, 자연분만을 하였

는지, 자연분만을 하였으면 혹 난산이었는지, 태아의 몸무게가 얼마였는지 확인한다. 그 외에도 항문과 그 주변의 수술에 대해서도 알아보고 당뇨, 중풍 등의 기저질환뿐 아니라 현재 복용 중인 약물에 대해 확인한다. 웩스너 변실금 점수도 알아보게 된다.

III-1. 문진

■ **문진과 병력확인**

 제일 먼저 환자에게 질문하고 답을 듣는 문진을 한다. 배변은 어떠한지, 다른 불편한 점은 없는지, 과거에 앓은 질병이나 현재 앓고 있는 병과 가족들이 앓았던 큰 질병에 대해 물어본다.
특히 배변 횟수와 화장실에 머무는 시간, 변실금의 빈도, 대변의 굳기, 패드나 기저귀의 사용 여부, 약물의 사용 등에 대한 자세한 사항을 물어보게 된다. 사실 변실금 환자들은 실금이 있다는 사실을 말하기를 꺼려하는 경향이 있긴 하지만 정확한 진단을 위해 의사의 질문에 진솔하게 답변해 주어야 한다.

검사

　가스나 대변이 대장의 끝부분인 직장에 도착하게 되면 직장항문반사가 일어난다. 직장항문반사란 직장이나 골반근육의 감각신경이 대변을 느껴서 반사적으로 내괄약근은 늘어나고 외괄약근은 수축하여 직장 안의 내용물의 일부가 항문에 접촉하게 된다. 이때 항문의 센서인 신경이 대변과 가스를 구분한다.

　만약 가스라고 생각되면 대개는 외괄약근을 늘어나게 해서 방귀를 뀌지만, 대변이라고 생각되면 외괄약근을 수축시켜 변의를 참으면서 화장실에 가게 된다. 화장실에 가면, 외괄약근을 늘려서 항문을 열고 내괄약근이 수축하여 변을 밖으로 밀어낸다. 이는 대변을 볼 때 아주 중요한 과정인데 이 중 어떤 과정에서 문제가 생겨도 변실금이 일어날 수 있다.

　환자가 알지 못하는 사이에 대변이나 가스가 새어 나오는 경우는 직장의 감각 저하, 직장항문반사의 장애, 혹은 항문괄약근의 기능 이상이 관련되어 있다. 변의(대변이 마려운 느낌)를 느껴서 참으려고 하지만 대변이나 가스가 새어 나오는 경우는 항문괄약근의 기능이 잘못되었거나 직장의 대변 저장 능력이 잘못되었는지 의심해볼 수 있다.

이와는 달리 대변을 다 보고 변기에서 일어섰는데 대변이 새어 나오는 경우도 있는데 이런 경우는 대변을 깔끔하게 내보내지 못하였거나 또는 직장 감각이 떨어졌기 때문일 수 있다. 배변하는 횟수 및 배변 시간 등 증상에 대한 일기를 매일 작성하면 검사와 치료의 방향을 정하는 데 도움을 줄 수 있고, 치료에 대한 효과를 아는 데도 유용하다.

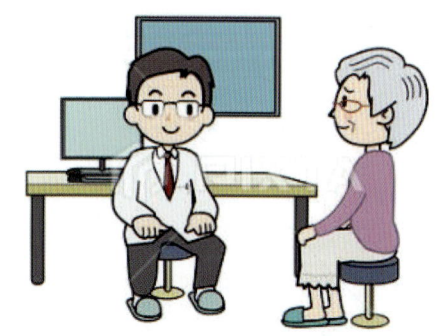

그림 III-1 :
문진 – 환자와 의사가 상담하는 모습

검사

	전혀 그렇지 않다 (Never)	가끔 그렇다 (Rarely)	약간 그렇다 (Sometimes)	대체로 그렇다 (Usually)	항상 그렇다 (Always)
고형변(Solid)	0	1	2	3	4
묽은변(Liquid)	0	1	2	3	4
가스(Gas)	0	1	2	3	4
패드착용 (Wears pad)	0	1	2	3	4
생활습관변화 (Lifestyle alteration)	0	1	2	3	4

※ 기준참고
0 = 전혀 그렇지 않다
한달에 1회 = 가끔 그렇다
일주일에 1회 ~ 한달에 1회이상 = 약간 그렇다
하루에 1회 ~ 일주일에 1회 이상 = 대체로 그렇다
매일 1회 이상 = 항상 그렇다

위의 5가지 항목의 점수를 합산하여
0점이면 정상
20점이면 가장 심한 변실금

표 III-1 : 웩스너(Wexner) 변실금 점수

앞서 서술한 바와 같이 변실금 점수를 체크하여 변실금의 정도와 그에 따른 환자의 삶의 질을 파악해야 한다. 점수를 매기는 여러 방법이 있으나 그중 웩스너 변실금 점수(Wexner incontinence score)(표 III-1)가 많이 사용되고 있다. 고형 변, 묽은 변, 가스, 패드 착용 횟수, 생활 습관의 변화 등을 각각 4점씩 점수를 매겨 5가지 항목을 합산하여 0점은 정상, 20점은 변실금이 심한 상태로 보고 변실금의 정도를 측정하게 된다.

III-2. 진찰과 임상검사

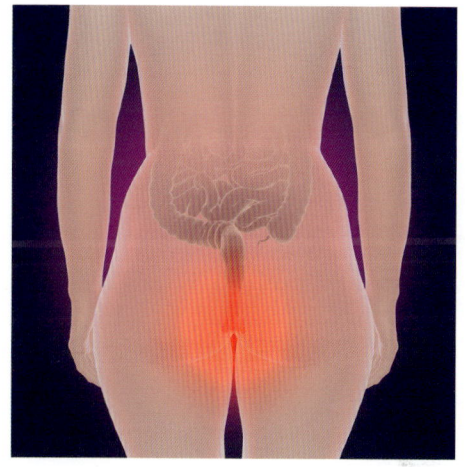

 변실금은 전신적인 질환이나 신경질환에 의해 발생할 수 있기 때문에 신체검사와 신경학적 검사를 하게 된다. 우선 눈으로 항문주위를 살피게 된다. 대변이 항문 주위에 묻어 있는지, 돌출된 치핵이 있는지, 항문 주위에 피부염이나 상처가 있는지, 항문이 벌어져 있는지 등을 관찰하여 괄약근의 기능 이상이나 만성적인 피부 자극이 있는지 보게 된다. 면봉으로 항문주위 피부를 가볍게 두드리면 항문외괄약근의 수축

검사

이 정상적으로 일어나게 되는데 이런 항문피부반사가 소실되어 있으면 신경세포의 손상이 있다는 것을 의미한다.

괄약근의 압력 등을 보기 위해 항문 안으로 손가락을 집어넣어서 직장수지검사를 할 수 있다. 이를 통해 대변 막힘이나 대변 쌓임 여부를 알 수 있고, 직장의 감각도 파악해 볼 수 있다. 또한 환자가 힘을 주지 않을 때(휴식기)의 항문내괄약근의 압력, 환자가 스스로 항문을 조일 때(압축기)의 항문외괄약근의 압력, 배변을 시도를 할 때 괄약근 압력의 변화, 회음부 하강의 정도를 판정할 수 있다.

■ 항문내시경 검사

직장 수지검사가 끝나면 항문직장경 검사(그림 III-2)를 하여 내치핵과 직장염, 직장용종, 직장암 등의 여부를 직접 모니터를 보면서 관찰하게 된다.

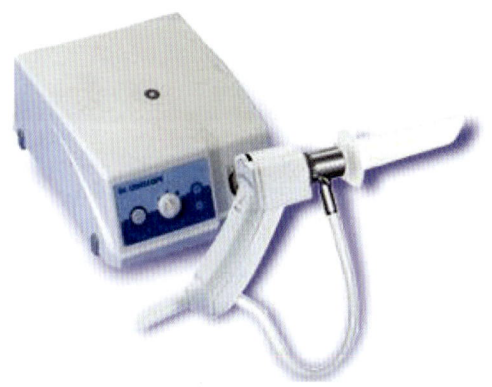

그림 III-2 항문직장경 :
대장내시경으로는 1.5m 길이의 대장 전체를 관찰하지만 항문직장경으로는 항문입구로부터 약 7cm 정도의 깊이까지(항문과 하부 직장의 일부) 관찰할 수 있다.

검사

III-3. 항문내압검사

  변실금 환자에서 항문의 압력 검사는 대단히 중요하다. 항문은 자신도 모르게 늘 닫혀 있어야 한다. 그렇지 않으면 우리는 항상 항문에 힘을 주고 있어야 하므로 너무나 힘이 들 것이고 결국 항문괄약근은 3분 정도를 버티지 못하고 이완되면 그때는 대변을 참을 수 없게 된다.
  우리가 명령하지 않아도 박동을 계속하고 있는 심장이나 연동운동을 계속하고 있는 소화기관처럼 항문은 우리의 의사와 관계없이 늘 닫혀 있다.

항문 내압검사(그림 III-3)에서 나타나는 휴식기 압력은 항문내괄약근의 압력을 주로 나타낸다. 우리가 방귀나 설사 또는 보통변이 나오려고 하면 항문 괄약근을 수축해서 어느 정도 참다가 적절한 시간과 장소에서 배출해야 한다. 이때 항문을 수축하는 것은 항문외괄약근이다.

  방귀나 변을 참고 있을 때의 항문외괄약근 압력을 압축기 압력이라고 하며 보통 휴식기 압력의 두 배가 된다.

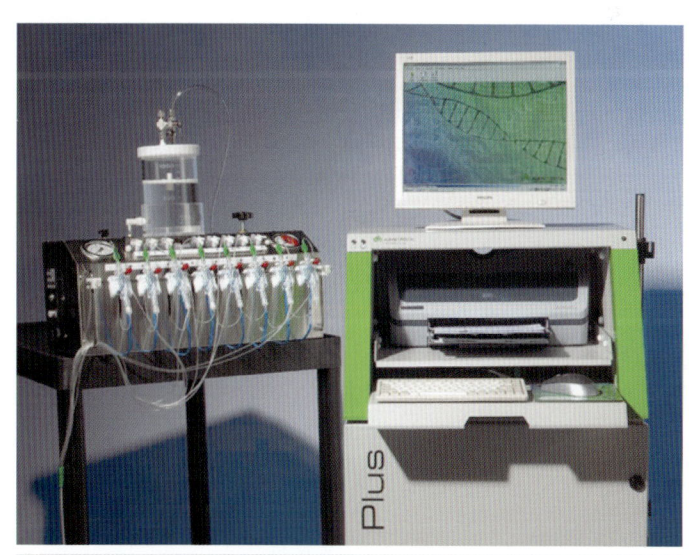

그림 III-3 : 항문 내압검사

검사

  항문직장 억제반사 검사는 방귀, 설사 또는 단단한 고형변이 직장에 내려왔을 때 잠시 항문이 수축하여 참을 수 있는 능력이 있는지를 알아보는 검사이며 직장민감도 검사는 뭔가 직장에 들어온 느낌, 화장실 가고 싶은 느낌, 또는 변의를 참을 수 없는 느낌을 일으키는 내용물의 양이 얼마인지를 알아보는 검사이다.
  이 두 검사는 풍선을 이용해 실행되며 변실금 환자에서는 중요한 검사 중의 하나이나 검사를 받는 환자 입장에서는 항문이 거북하고 복통이 있을 수 있어 경우에 따라 시행하지 않을 수도 있다(그림 III-4).

  음부신경말단운동잠복기 검사는 음부신경과 항문괄약근 간의 통합성을 확인하는 목적으로 사용된다. 음부신경에 손상이 있는 경우에는 항문괄약근의 기능에 이상이 생기므로 괄약근의 기능이 떨어진 것이 근육 손상에 의한 것인지, 신경의 손상에 의한 것인지를 구분하는데 도움을 줄 수 있다.

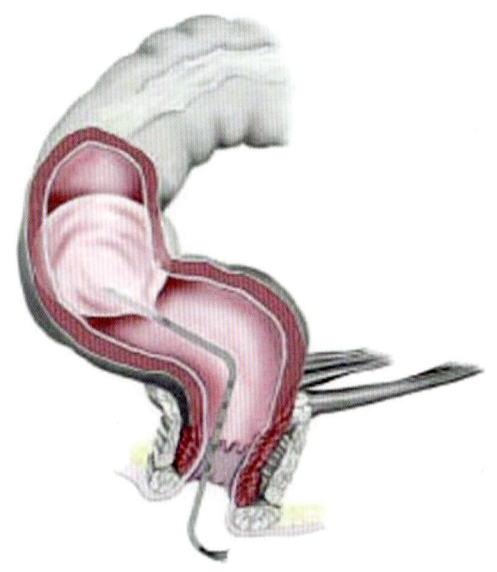

그림 III-4 :
풍선을 이용한 직장항문억제 검사와 직장민감도 검사

검사

III-4. 항문직장초음파 검사

  항문과 직장 아래쪽 일부를 관찰하는 항문직장초음파 검사(그림 III-5)는 초음파 프로브라는 검사기구를 항문 내에 넣어서 항문의 내외괄약근, 치골직장근을 살펴보는 검사이다. 괄약근의 손상 여부를 확인하기 위한 중요한 검사이다. 최근에는 초음파 기기가 발전되어 괄약근을 더 자세히 검사하기 위해 3차원 입체적으로 볼 수도 있다.

  초음파 소견과 실제 수술 할 때 확인되는 괄약근의 손상부위는 거의 정확하게 일치한다. 자기공명검사(MRI)가 괄약근의 파악에 도움이 되는 것으로 일부 보고되고 있으나 초음파의 정확도에 미치지 못하는 것으로 간주되고 있다.

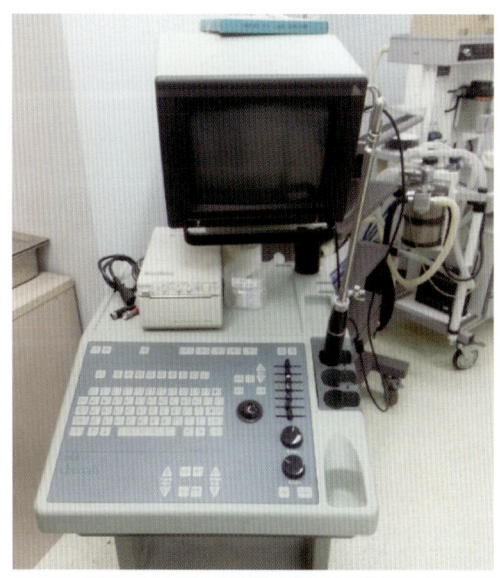

그림 III-5 : 항문직장초음파:
2차원과 3차원 검사가 가능하다.

검 사

III-5. 대장 또는 직장내시경 검사

변실금 환자에서 대장내시경 검사를 늘 하지는 않지만 혹 대장염 같은 점막의 질병이나 종양을 발견하기 위해 직장과 결장에 대한 내시경 검사를 할 수 있다. 한국 사람의 경우 대장암의 70% 정도가 직장과 S-결장에서 발견되므로 경우에 따라 30cm 길이의 S-결장 내시경(그림 III-6)만을 시행할 수 있다.

설사가 동반된 변실금이 있는 경우에는 대장 검사를 통해서 점막의 염증, 직장의 종양 또는 대장이 좁아져 있는지를 확인하게 된다. 또 갑상선기능 검사 혹은 다른 대사질환 등을 알아보기 위한 혈액검사를 하게 된다.

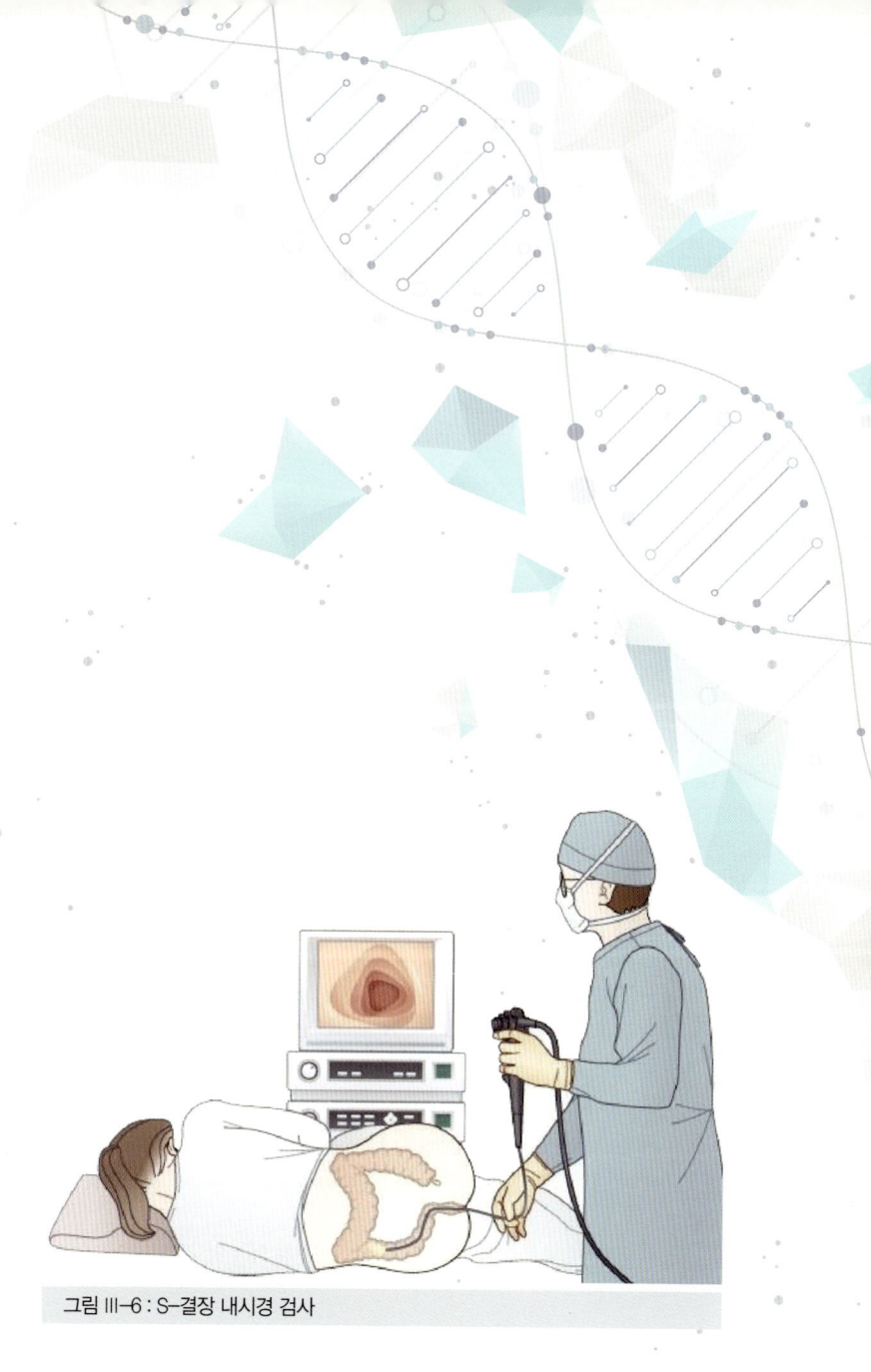

그림 III-6 : S-결장 내시경 검사

검사

III-6. 방사선학적 검사

 항문이나 직장에 대한 자기공명영상술(MRI)이 항문내괄약근이나 직장, 혹은 직장 주위 구조를 파악하는데 좋은 방법이지만, 항문 초음파에 비해 검사비가 비싸고 정확도도 떨어져 특별한 경우가 아니면 시행하지 않는다.

 배변조영술(defecography)(그림 III-7)은 대변과 비슷하게 만든 조영제를 직장 안에 넣고 방사선실에 특수 설치된 변기에 앉아 변을 보게 하면서 방사선 사진을 찍는 검사이며 직장탈출증이 의심되는 환자와 대변의 배출이 잘되지 않는 환자들의 원인을 찾는데 도움을 주는 검사법이다. 이를 통하여 항문직장각의 변화, 골반바닥(골반저)의 하강, 항문관의 길이, 직장류, 직장탈출증, 직장중첩증 등 다양한 원인을 찾아낼 수 있다.

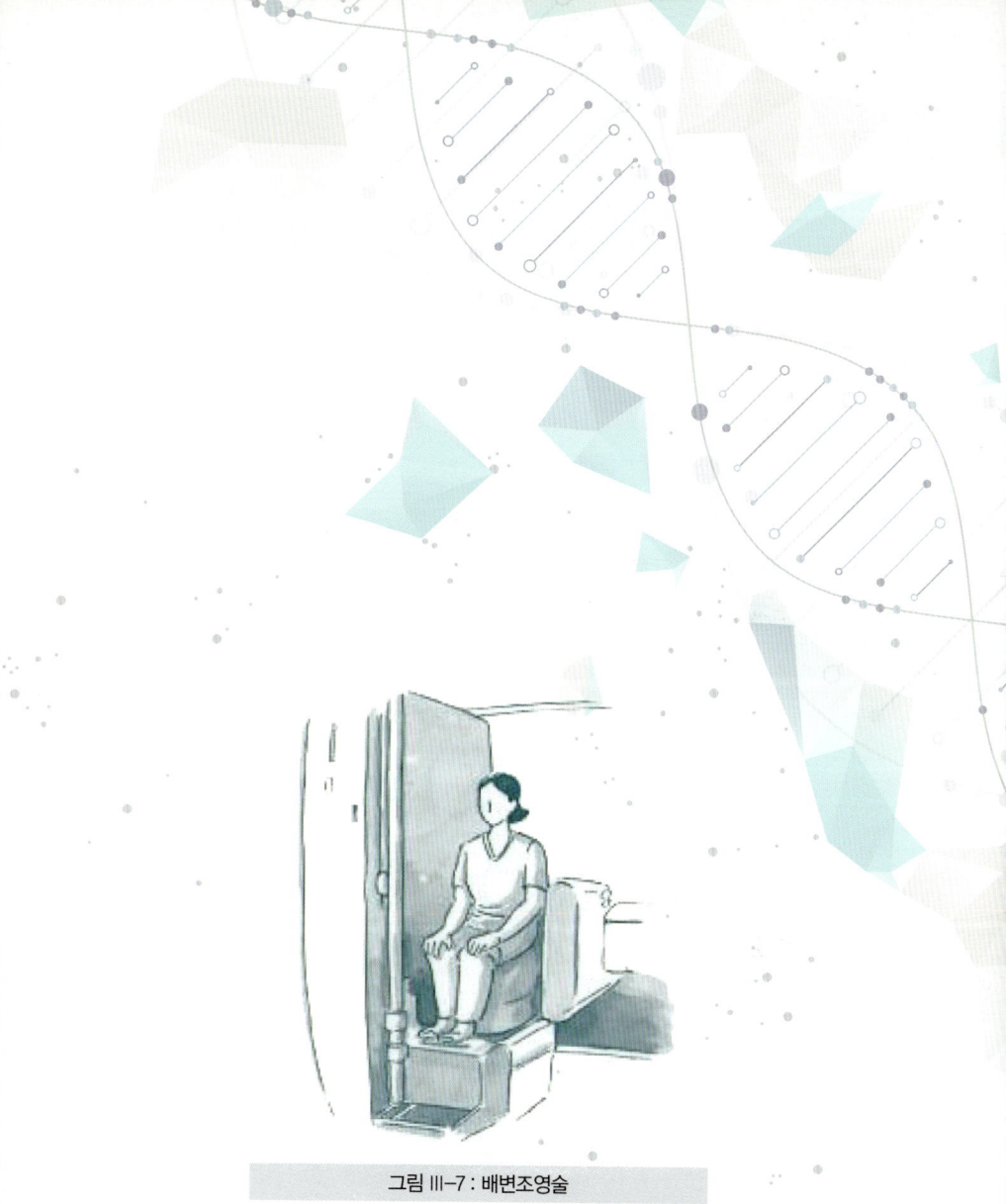

그림 III-7 : 배변조영술

모든 것이 단 하나의 세포에서 시작된다.
- 빌 브라이슨 -

IV

비수술적인 치료

꾸준한 비수술적 치료로 많은 환자들이 효과를 볼 수도 있고 나아가 수술을 피할 수도 있다. 변실금을 위한 수술 방법들은 많이 있지만 장기적으로 좋은 효과를 보이는 수술법이 없기 때문에 비수술적인 단계에서 집중적인 노력을 기울여야 한다.

Ⅳ. 변실금의 비수술적인 치료

변실금의 초기 단계에서는 비수술적 치료를 시행할 수 있다. 많은 환자들이 생활 습관을 교정하는 등의 비수술적 치료를 가볍게 생각하는 경향이 있다. 또한 이러한 비수술적 치료가 짧은 시간 내에 큰 효과를 볼 수 없으므로 중도에 치료를 포기하기도 한다. 하지만 꾸준한 비수술적 치료로 많은 환자들이 효과를 볼 수도 있고 나아가 수술을 피할 수도 있다.

나중에 알아보겠지만 변실금을 위한 수술 방법들은 많이 있기는 하다. 하지만 장기적으로 좋은 효과를 보이는 수술법이 없기 때문에 비수술적인 단계에서 집중적인 노력을 기울여야 한다.

Ⅳ-1. 지지요법
(기저귀 사용, 회음부 위생관리, 음식 조절)

변실금을 유발할 수 있는 음식을 피하고, 식사 직후의 운동을 가능한 자제하고, 규칙적으로 배변하는 습관을 만드는 것이 중요하다. 특히 요양원이나 보호소에 있는 사람들과 치매 같은 인지장애가 있는 환자들은 정해진 시간에 매일 배변을 보는 훈련을 시키는 것이 도움이 될 수 있다. 또한 항문 주위 피부 위생에 유의하는 것이 중요하다. 변실금 환자에게 대변의 양을 증가시키고 묽은 변을 줄이기 위해 섬유질 섭취(그림 IV-1)를 늘리는 것이 일부 도움 될 수 있다. 보통 카페인이나 알코올이 포함된 술과 음료는 설사와 그로 인한 변실금의 증상을 악화시킬 수 있으므로 줄이는 것을 권장한다. 또한 설사나 변실금을 유발시키는 음식 역시 피하는 것이 좋다.

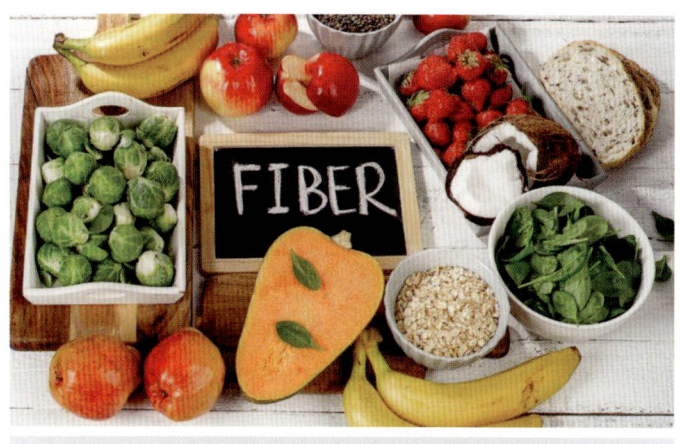

그림 IV-1 : 섬유소가 풍부한 음식들

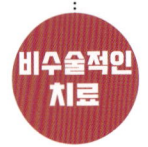

1. 배변습관을 규칙적으로 만들자.

변실금을 예방하고 치료하기 위해서는 우선 배변 시간과 배변 횟수를 규칙적으로 유지하는 것이 중요하다.
변실금이 생기기 전에 변을 미리 비우는 것이 중요하므로 규칙적으로 변을 보는 습관을 한다. 심하지 않은 단계라면, 물을 자주 마시고 배변을 참는 것처럼 매일 15회 정도 항문을 조이는 연습도 해주면 항문 괄약근을 강화시킬 수 있다. 케겔운동이나 수퍼케겔운동을 규칙적으로 하면 당연히 도움이 된다.

2. 좋은 음식과 나쁜 음식을 구분하자.

평소 음식 섭취 일지를 작성해 어떤 음식이 변실금을 악화시키는지 또는 증상을 호전시키는지 알아두는 것도 좋다. 앞서 언급한 것처럼 일반적으로는 설사를 유발한다고 알려진 카페인이 함유된 음료와 음식, 소시지, 햄과 같은 가공되거나 훈제된 고기, 알코올 함유 음료, 우유, 치즈, 아이스크림 같은 유제품, 사과, 배, 복숭아 같은 과일, 무설탕이라고 표기된 껌, 사탕, 초콜릿, 주스 등에 함유되어 단맛을 내는 솔비톨, 자일리톨, 유과당 등은 변실금을 심하게 만들 수 있기 때문에 주의해야 한다.
또 식이섬유가 풍부한 음식을 많이 섭취해 항문 근육을 손상시

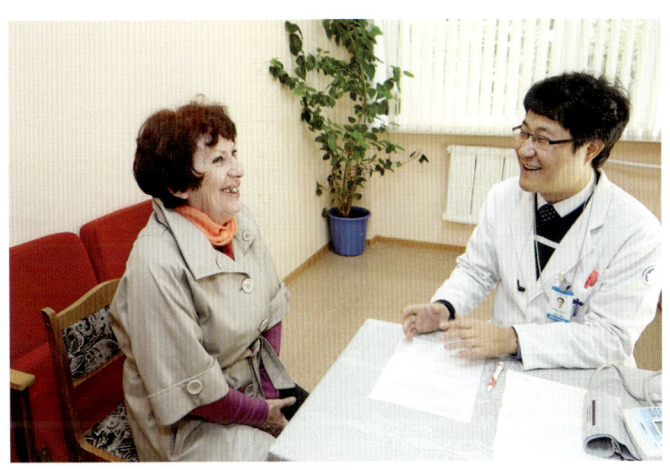

키는 변비와 설사를 예방하는 것도 좋은 방법이다. 식이섬유는 크게 2가지 종류가 있는데, 물에 녹기 쉬운 성질의 식이 섬유(수용성 식이섬유)와 물에 녹지 않는 식이섬유(불용성 식이섬유)가 있다.

 수용성 식이섬유는 주로 해조류, 과일, 고구마 등과 감자류에 풍부하게 포함되어 있다. 수용성 식이 섬유의 작용은 대변에 수분을 주고 부드럽게 하는 작용과 혈당의 상승을 안정시키는 기능을 한다. 이에 비해 불용성 식이섬유는 주로 야채나 곡류, 콩 등에 풍부하게 포함되어 있다. 불용성 식이섬유는 수분을 흡수하는 성질이 있어서 이 작용으로 장의 연동 운동을 촉진시켜 변

비수술적인 치료

을 잘 보게 한다.
 일반적으로 변이 딱딱할 경우에는 불용성 식이섬유가 많은 음식을 충분히 섭취해야 하며, 무른 경우에는 바나나, 감자, 치즈 등 수용성 식이섬유가 풍부한 음식을 먹는 것이 좋다.

 보편적으로 수용성과 불용성 식이섬유가 많이 포함되어 있는 음식은 아래와 같다.

사과

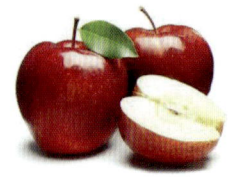

식이 섬유 함량 (1개) 1.5g (수용성 0.3g 불용성 1.2g)
사과는 펙틴이라는 식이 섬유가 포함되어 있다. 사과를 껍질째 먹으면 더 좋은 이유는 피부에 좋은 풍부한 식이 섬유가 포함되어 있기 때문이다. 또한 사과산이라는 성분도 있어 혈액순환 효과도 있다.

고구마

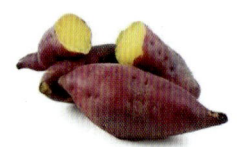

식이 섬유 함량 (100g) 2.8g (수용성 0.9g 불용성 1.9g)
고구마가 장에 좋은 이유는 수용성 식이 섬유와 불용성 식이 섬유가 균형 있게 포함되어 있기 때문이다.
또한 고구마는 배변을 원활하게 하는 효과와 장내의 좋은 균을 늘이는 효과가 있다.

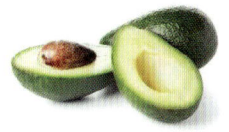
아보카도

식이 섬유 함량 (1개) 5.3g (수용성 1.7g, 불용성 3.6g)

아보카도의 물컹거리는 식감에서는 섬유질을 별로 느끼지 않을 수 있지만 실제는 식이 섬유가 풍부하게 포함되어 있다. 특히 수용성 식이섬유와 불용성 식이섬유를 균형 있게 포함하고 있기 때문에 식이 섬유를 섭취하기에 좋은 식품이다. 또한 아보카도는 다양한 비타민과 칼륨과 마그네슘도 풍부하게 함유하고 있어 식이 섬유뿐만 아니라 다양한 영양소를 섭취할 수 있다.

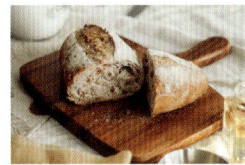
호밀빵

식이 섬유 함량 (1개) 5.6g (수용성 2g, 불용성 3.6g)

호밀빵은 식이섬유가 풍부한 호밀가루로 만들어져 빵 종류 중에서도 식이 섬유 함량이 높은 편이다.
다양한 종류의 호밀은 밀가루보다 식이섬유가 2배 이상 많고 엽산과 마그네슘 같은 다양한 영양소가 포함되어 있다.

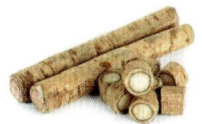
우엉

식이 섬유 함량 (1개) 5.7g (수용성 2.3g, 불용성 3.4g)

식이 섬유가 균형 있게 풍부하게 들어있는 우엉은 무침 같은 반찬 뿐 아니라 우엉차 등 여러 가지 방법으로 섭취할 수 있다.

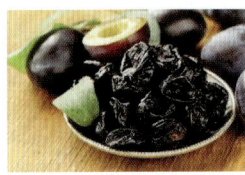

말린 자두

식이섬유 함량 (1개) 7.2g (수용성 3.4g 불용성 3.8g)

말린 자두는 수용성 식이섬유와 불용성 식이섬유를 거의 같은 양으로 섭취할 수 있다. 특히 철분도 풍부하여 빈혈 예방에도 효과적이다. 특히 말린 자두의 식이섬유는 변비 뿐만 아니라 다이어트와 혈당을 떨어뜨리는 효과까지 알려져 있다.

곶감

곶감은 불용성 12.7g, 수용성 1.3g로 주로 불용성 식이섬유를 섭취할 수 있다.

변비 때문에 감 먹기를 꺼리는 사람도 있는데 이는 감의 떫은맛을 내는 탄닌이라는 성분 때문이다.
탄닌은 혈관이나 조직을 수축시키는 수렴작용이 강해 대변 속 수분을 빨아들여 변비가 쉽게 생긴다. 반대로 설사를 반복하는 사람이 꾸준히 감을 섭취하면 오히려 설사가 줄어드는 효과를 볼 수 있다. 변비가 있어 단감 먹기를 꺼려하는 사람은 곶감을 섭취하면 좋다. 곶감이 마르는 과정에서 탄닌이 활성을 잃어 변비를 유발하지 않는다. 하지만 열량과 당도가 높아 당뇨병 환자는 많이 먹지 않도록 주의해야 한다.

콩류

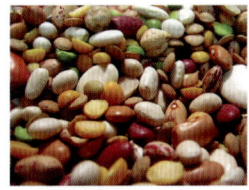

콩 전반에는 식이섬유가 풍부하다. 강낭콩이나 병아리콩에 식이섬유가 더욱 많이 포함되어 있다.
콩은 일상에서 구하기 쉬운 재료이고 요리도 쉬운 편이라 다양한 방법으로 먹을 수 있다.

버섯

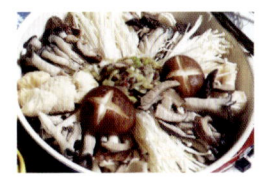

버섯에도 식이섬유가 풍부하게 포함되어 있다.
수용성, 불용성 모두 포함되어 있지만, 특히 불용성 식이섬유가 풍부하다.
버섯은 볶음이나 찌개에 넣어 편리하게 먹을 수 있고 고혈압, 당뇨병뿐만 아니라 암을 예방하는 효과로도 알려지고 있다.

해조류

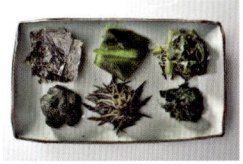

해조류는 수용성 식이 섬유가 풍부하다.
미역이나 다시마는 주로 알긴산이라는 점액 성분의 식이섬유가 많은데, 이것은 대장 내 유산균의 생산과 활동에 도움이 되며, 성인병 예방효과도 알려져 있다.

비수술적인 치료

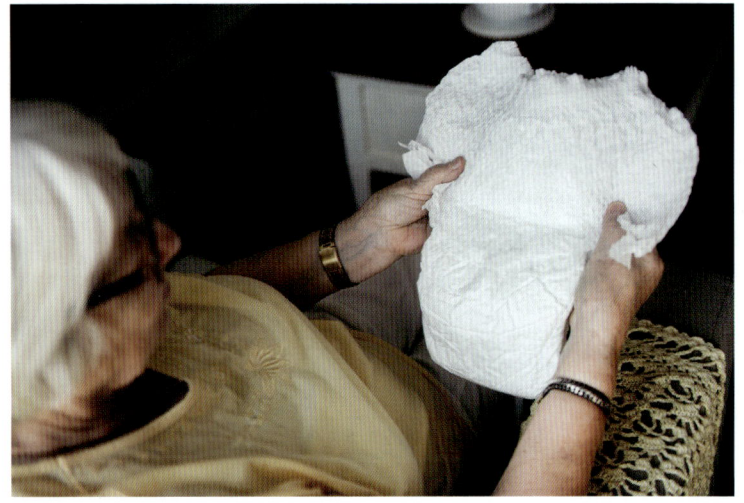

3. 성인용 기저귀 제대로 알고 써야 한다.

변실금이 조절되지 않을 때 성인용 기저귀를 사용하기도 한다. 이때 어떤 종류를 사용해야 하는지 그리고 사용할 때 주의할 점에 대해 미리 아는 것도 중요하다.

유아용 기저귀와는 다르게 성인이 사용하는 기저귀는 다양한 종류와 기능성 제품들이 있다.

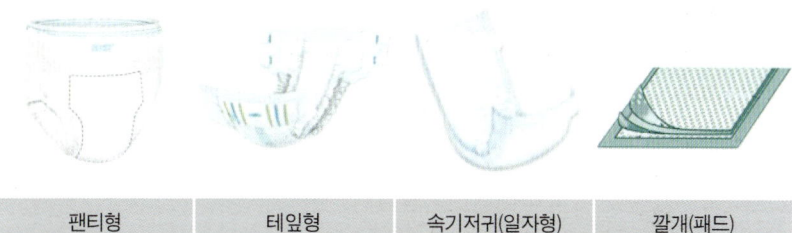

| 팬티형 | 테잎형 | 속기저귀(일자형) | 깔개(패드) |

가) 팬티형 기저귀
가장 많이 사용하는 제품으로 테이프로 고정을 시켜 배변처리를 하는 상품. 사이즈는 대부분 소·중형과 대형, 특대형 등 여러 가지가 있지만 자신의 몸에 맞고 활동하기 부자연스럽지 않는 것으로 선택한다.

나) 언더웨어형 기저귀
속옷처럼 입는 방식이다. 가벼운 변실금이나 요실금이 있을 때 주로 사용한다. 착용할 때 불편함이나 표시가 나지 않도록 얇게 제작되어 있다.

다) 일자형 기저귀
접착테이프 등이 없이 사용되며 주로 팬티형 기저귀와 병행해서 리필용으로 사용되기도 하며 기저귀 커버 등으로 고정을 하여 사용된다. 가격은 저렴한 편이지만 고정 장치가 없어 개별적으로 사용하기에는 불편함이 있어 잘 사용하지 않는다.

라) 교환패드형 기저귀
속기저귀, 리필패드로 불리며 사이즈가 작고 대량 포장, 가격이 저렴한 편이다. 팬티형 기저귀 또는 언더웨어용 기저귀와 병행하여 사용하게 된다.

비수술적인 치료

성인용 기저귀를 사용할 때 몇 가지 주의사항이 있다.
우선 자신에 몸에 맞는 치수를 선택하여야 한다. 제품마다 M, L 등 치수가 표시되어 있으나 허리둘레 등 세부 치수를 확인하면 제품마다 착용 가능한 범위에 차이가 있음을 알 수 있다. 너무 큰 기저귀는 대소변이 새거나 겉옷에 기저귀 모양이 드러나기 쉽고, 너무 작은 기저귀는 착용할 때 불편함을 줄 수 있으므로 자신의 체형에 적합한 제품을 선택해야 한다. 또한 기저귀를 자주 갈아주어야 한다.

기저귀를 사용하면 대소변이 닿아서 축축해지기 쉬워 피부에 자극을 주기 쉽다. 이런 자극을 피하기 위해서는 기저귀가 젖은 채로 오래 방치되지 않도록 자주 갈아주는 것이 바람직하다.

4. 항문 주위를 아끼고 사랑하자

변실금이 오래된 환자들은 잦은 배변으로 항문주위와 회음부가 쉽게 짓무르고 심하면 가려움을 호소하게 된다. 이것을 실금관련피부염이라고 하며 흔히 기저귀피부염 또는 기저귀발진 등으로 불린다. 회음부나 생식기 주위 피부가 소변이나 대변에 장기간 노출돼 붉은 피부반점과 염증이 나타나는 피부질환이다.

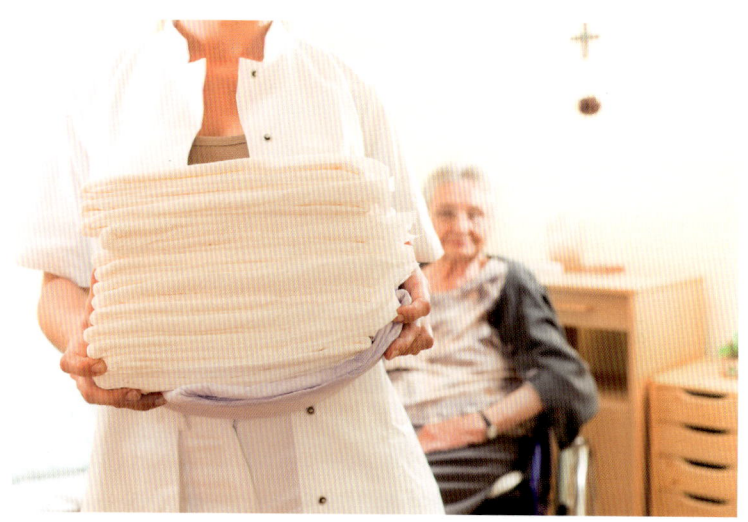

이 실금관련피부염을 예방하고 빨리 치료하지 않으면 피부가 짓물러 세균이나 곰팡이균에 의해 이차적으로 감염이 되어 상처가 심해질 수 있고, 이런 피부에서는 압력, 마찰력에 약해지므로 욕창이 쉽게 발생한다.

 이런 실금관련피부염을 예방하기 위해서는 아래와 같이 항문과 요도 주위를 잘 관리하여야 한다.
첫째, 저자극의 비누와 세정제로 부드럽게 씻고 말린다.
둘째, 보습제를 충분히 바른다.
셋째, 피부 보호제를 사용한다.

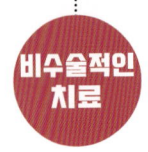

IV-2. 직장 내 대변이 남아 있지 않게 하기(관장)

직장 내에 대변이 남아 있으면 항문 쪽으로 계속 흘러나오게 된다. 그러므로 직장은 가능한 비어 있는 것이 변실금 환자에게는 유리하다. 그러므로 아침에 일어나면 일차적으로 배변을 한 후 혹시 대변이 조금 남아 있는 느낌이 든다면 스스로 자가 관장을 하는 것이 좋다.

간단히 관장할 수 있는 제품(그림 IV-2)이 거의 모든 약국에 있으므로 그것을 구입하여 사용하면 된다. 가끔 관장을 자주 하면 습관성이 되지 않을까 걱정하는 사람들이 있지만 규칙적으로 관장을 한다고 습관이 되지는 않는다. 관장을 하여 직장을 완전히 비워 버리면 거의 하루 종일 기저귀 없이 외출해도 될 것이다. 좌약을 사용하는 것보다 관장을 하는 것이 직장을 비우는 데는 더욱 효과적이다.

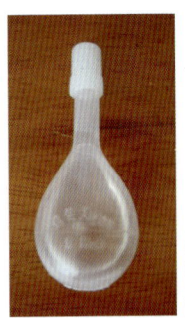

그림 IV-2 : 약국에서 구입할 수 있는 관장액

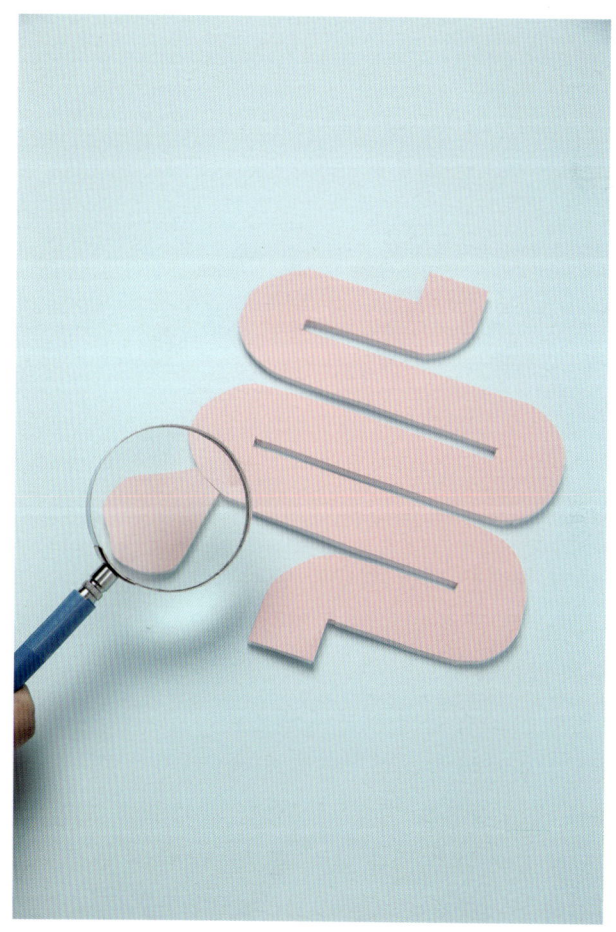

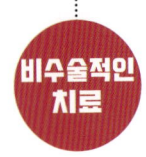
비수술적인 치료

IV-3. 약물요법

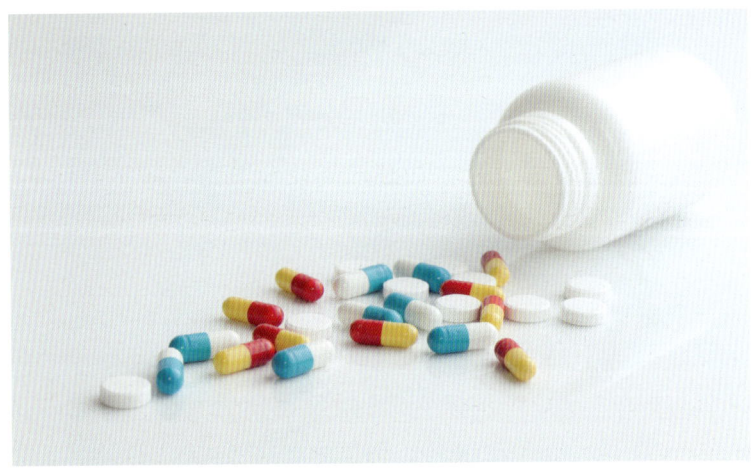

 약물치료의 목적은 대변 횟수를 줄이거나 대변굳기를 무르지 않게 하는 것이다. 즉 굳게 만드는 목적이다. 그래야 항문 밖으로 좀처럼 흘러나오지 않는다.
 대변의 양이 적고 무른변 때문에 변실금이 생기는 경우 대변을 좀 더 굳게 만들기 위하여 부피형성완화제(예: 차전자)를 사용해 볼 수 있다. 하지만 식이 섬유를 필요 이상으로 많이 먹게 되면, 대변의 양을 증가시킬 수 있어 자주 변을 보게 됨으로써 항문 조절 기능을 감소시킬 수 있기에 조심해서 사용해야 한다.

설사를 하는 환자에게 있어서는 일단 원인을 찾는 것이 중요하고, 변실금을 줄이기 위해 지사제(설사를 멈추게 하는 약)를 사용할 수 있다. 대표적인 지사제인 로페라마이드(loperamide)는 장운동을 느리게 하여 대변을 굳게 하고 대변 횟수를 줄이므로 변실금의 증상을 호전시킨다. 이 약은 평소 장염으로 설사를 심하게 하는 환자들에게 처방되지만 무른변 때문에 변이 새는 환자들에게는 정말 좋은 약이다. 하루 한 알로 대부분 조절이 되지만 호전이 안되면 용량을 증가시킬 수 있고 또한 오랫동안 복용해도 큰 부작용은 없다. 만약 로페라마이드로 증상이 좋아지지 않으면, 비스무스 제제나 담즙결합제제(예, 콜레스티라민)가 증상을 개선하는데 도움을 줄 수도 있다.

 원인불명의 변실금에서는 항우울제인 아미트립틸린(Amitriptyline)을 복용하게 되면 장운동이 느려져서 변실금이 좋아질 수 있다. 폐경기 이후의 여성인 경우에는 여성호르몬인 에스트로겐을 복용하는 것이 변실금의 증상 호전에 도움을 줄 수 있다. 그러나 이런 약물의 처방과 복용은 환자의 증상과 원인에 따라 다른 약물이 쓰일 수 있으므로 반드시 의사와 상담하여 처방받아야 한다.

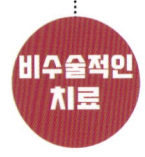

비수술적인 치료

IV-4. 바이오피드백

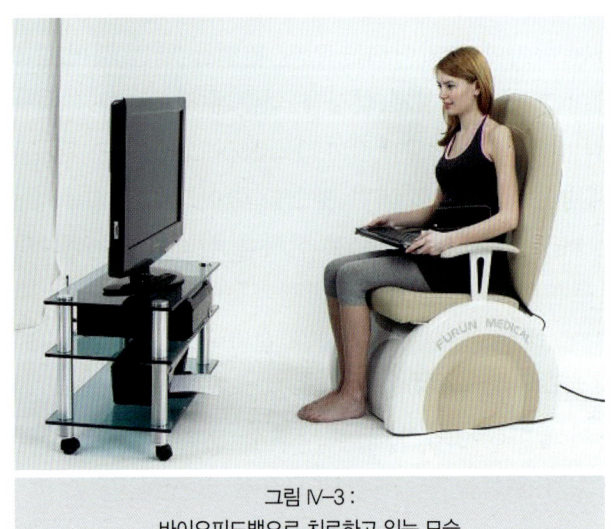

그림 IV-3 :
바이오피드백으로 치료하고 있는 모습

바이오피드백 치료(그림 IV-3)(그림 I-7 참조)란 항문에 전기 센서가 달린 기구나 풍선을 넣거나 센서가 달린 기구를 항문괄약근 근처에 두고 항문 근육을 강화하고 직장의 감각을 되살리는 재활치료법이다. 바이오피드백 치료는 항문괄약근의 압력이 약한 경우 혹은 직장의 감각이 떨어져있는 경우에 유용하게 사용이 될 수 있다. 바이오피드백은 반복적인 훈련을 통해서 항문괄약근의 힘을 증가시키고, 직장의 감각을 느낀 다음 스스로 항문을 조이게 함으로써 근육을 강하게 만들고 항문의 감각을 더 좋게 만들 수 있다.

 직장에 삽입하거나 또는 항문괄약근 주위에 센서를 두고 마치 변을 볼 때 끊기 위하여 항문조임근에 힘을 주듯이, 항문괄약근이 스스로 최대의 힘으로 항문을 조일 수 있도록 훈련하는 것이 바이오피드백의 목표이다. 이때 복압을 증가시키거나 넓적다리 근육을 수축시키지 않고 항문괄약근을 수축시킬 수 있게 훈련을 해야 하며, 적어도 5회 이상, 대개는 15회 정도의 훈련이 필요하다. 단, 심한 변실금, 음부신경 이상, 신경계의 이상이 동반된 경우에는 바이오피드백 치료만으로는 효과가 적다. 그러나 대부분의 환자에서는 바이오피드백이 변실금 치료에 효과가 어느 정도 있어서 지지요법만으로 변실금이 호전되지 않는 환자들에 사용이 권장되고 있다.

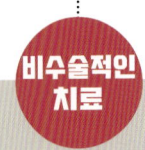

IV-5. 케겔, 슈퍼케겔 운동

케겔(Kegel) 운동(그림 IV-4)은 많은 사람들이 알고 있듯이 항문 괄약근을 포함한 회음부 근육을 반복적으로 수축시켜 강화시키는 운동이다. 요실금에서도 마찬가지이지만 이 운동만으로는 변실금을 효과적으로 치료하기는 힘들다. 그래서 개발된 운동이 슈퍼케겔(Super-Kegel)(외국에서는 비욘드 케겔, Beyond-Kegel이라고 함)(그림 IV-5)이다.

이 운동은 엉덩이의 대둔근과 허벅지 근육들을 강화시켜 항문괄약근을 더 많이 지지해 주는 역할을 한다. 대변의 압력을 항문괄약근의 힘만으로는 도저히 막을 수가 없으므로 그 주위의 지지 근육들을 강화시키는 것이 효과적이다.

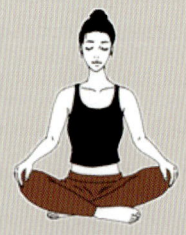

그림 IV-4 :
케겔 운동 : 양반 다리를 하고 앉아 항문과 질(고환)을 5초간 조이고 풀어 주기를 15회 반복한다. 하루 3번 한다. 항문괄약근을 포함한 회음부 근육 강화에 도움이 된다.

그림 IV-5 : 슈퍼케겔 운동

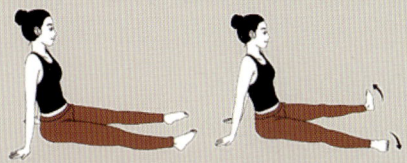

1 허리를 펴고 편하게 앉은 상태에서 양다리를 쭉 폅니다. 질 근육(남자는 고환)에 힘을 줘 수축하면서 동시에 양발을 밖으로 향합니다.
서서히 힘을 빼면서 원 상태로 돌아옵니다.

1번 15회, 하루 3번 반복

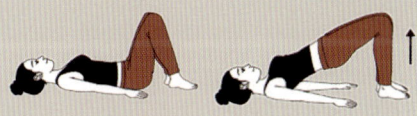

2 바닥에 바로 누워 무릎을 구부린 상태에서 숨을 들이마시면서 엉덩이 바닥에서 서서히 들면서 골반근육을 5초간 수축합니다.

1번 15회, 하루 3번 반복

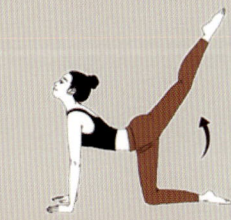

3 바닥에 무릎과 손바닥을 대고 한 쪽 무릎을 팔꿈치까지 당겨 5초간 유지한 후 다시 다리를 뒤로 뻗어올려 5초간 유지합니다. 양쪽 다리를 교대로 실시합니다.

1번 15회, 하루 3번 반복

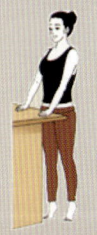

4 선 채로 양 팔꿈치를 옆구리에 붙이고 벽이나, 탁자를 이용해 몸의 균형을 잡습니다. 이 상태에서 양발꿈치를 들고 5초간 유지한 후 내려옵니다.

1번 15회, 하루 3번 반복

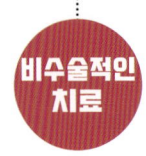

IV-6. 고주파 열에너지 (radiofrequency energy) 치료

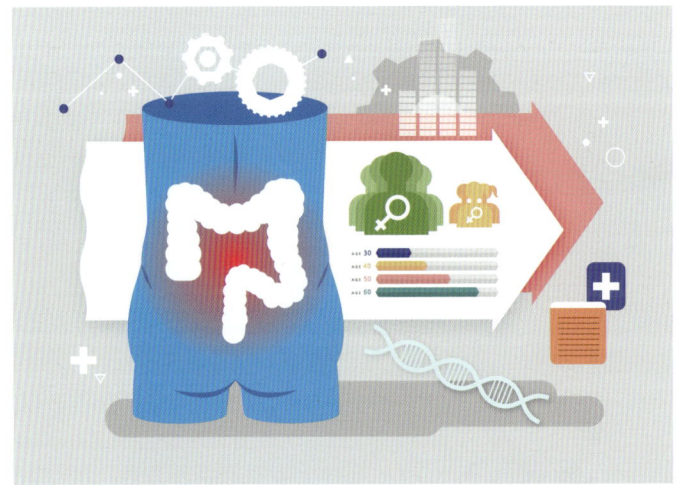

　이 치료법은 항문괄약근에 열로 고주파 에너지를 쏘아 주는 것으로서 근육의 콜라겐을 재생시키고 그로 인해 항문의 수축력을 증가시킨다. 하지만 그 결과가 만족스럽지 못하여 현재에는 잘 시행되지 않고 있다.

IV-7. 줄기세포 치료

줄기세포를 이용하여 손상된 조직이나 장기를 복원시킬 목적으로 많은 시도를 하고 있으며 주로 심장과 뇌, 신경, 간 등에 임상실험들이 집중되고 있다. 변실금을 위한 줄기세포 치료는 아직 초기단계이므로 가까운 시간에 이 치료로 효과를 볼 가능성은 낮다고 생각되어진다.

TIP

변실금을 위한 비수술적 치료의 3가지 중요한 목표
1 대변의 굳기를 정상화 시키는 것
 물을 적당히 마시고 수용성, 불용성섬유소를 골고루 먹음으로 대변을 조금 굳게 만들어야 함
2 장운동을 느리게 하는 것
 일정한 배변 시간에 집착하기보다는 가능한 배변을 규칙적으로 해야 함. 필요한 경우 지사제 복용
3 집을 나서기 전 대변이 직장에 가능한 남아 있지 않게 하기
 간단한 관장, 즉 직장 세척을 통해 직장을 비울 것

우리는 어떤 현상이 오래 지속되면 그것이 '정상적'이고,
앞으로도 '영원히' 지속될 것이라고 믿는다.
-피터 드러커 -

V

수 술 적
치 료

티어쉬(Carl Thiersch,독일 외과의사.19세기 중후반 활약)수술법은 탄력성이 없는 나일론 봉합사 또는 탄력성이 있는 실리콘 줄을 항문의 외괄약근 주변에 이식하는 것으로 시술이 간단하고 염증이 없고 환자의 만족도도 높은 편이다.

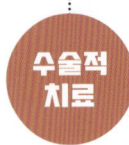

V. 수술적 치료

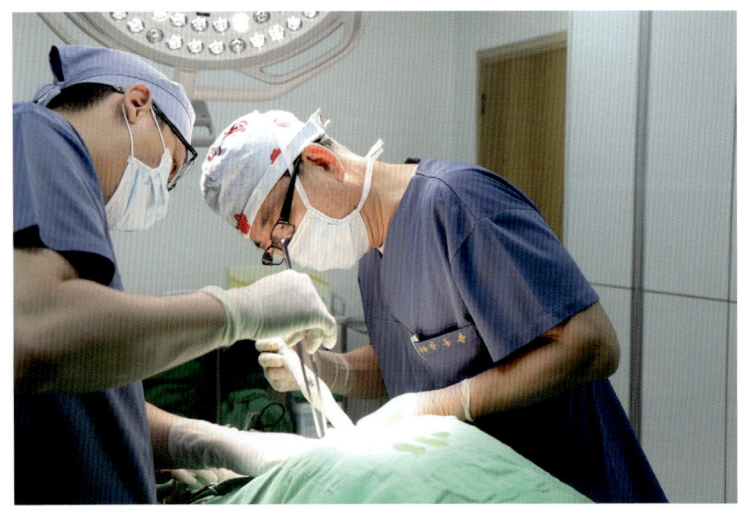

앞에서 설명한 변실금의 비수술적 치료가 호전되지 않고 일상생활에 많은 지장을 초래하며 기저귀를 하고 다녀야 한다면 수술을 고려해야 한다. 항문에 심한 치핵이나 치루가 있다면 이를 먼저 치료해야 한다. 또한 치루 수술 후 열쇠 구멍 모양의 변형(그림 V-1)이 생겼다면 이를 바로 잡아야 한다. 직장탈의 경우(그림 I-13 참조) 점액변이 속옷을 많이 더럽히기도 하지만 이것이 수년 뒤 변실금을 일으킬 수 있으므로 직장탈을 수술로 교정해야 한다.

 그 외 항문내외괄약근의 손상이 있어 항문의 조임이 약해진 경우에는 괄약근을 보강해야 하므로 다양한 수술 방법들이 외과의 역사와 함께 발전되어 왔다. 하지만 아직도 완벽한 수술방법을 찾지 못했다. 여기서는 저자의 수술법과 대표적인 수술법들을 간단히 소개하고자 한다.

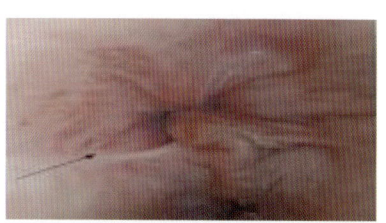

그림 V-1 : 화살표가 치루 수술 시 괄약근이 손상되어
열쇠 구멍 모양의 기형으로 된 부분이며 그쪽으로 점액이나 무른변이 새어 나오게 됨

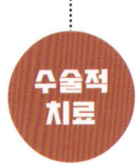

수술적 치료

V-1. 항문괄약근 성형술(anal sphincteroplasty)

만약 괄약근이 일부분 손상되어 있으면 괄약근 성형술, 즉 항문 괄약근을 겹쳐 주름을 잡아 주는 수술을 하여 괄약근이 완전한 원형으로 복원시켜(그림 V-2) 주어야 한다.

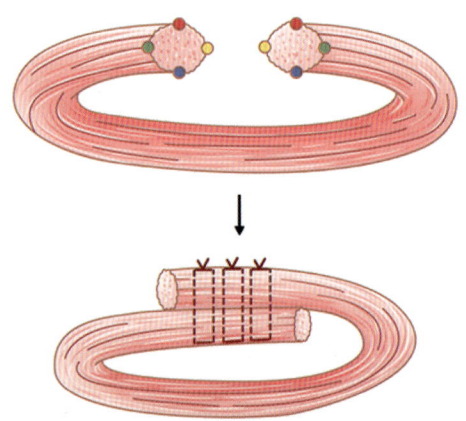

그림 V-2 :
항문괄약근 성형술 : 위의 그림은 괄약근이 끊겨 완전한 원형을 이루지 못하는 모습. 아래 그림은 끊어진 괄약근을 끌어당겨 서로 겹치게 하여 이어 주는 모습.

이 수술법은 아직 많이 사용되고 있긴 하나 시술자에 따라 많은 차이가 있다. 수술 수개월까지는 환자들이 만족하지만 수술 후 수개월이 지나면 이전 상태로 복귀되거나 오히려 악화되는 경우도 많아 저자는 이 수술을 이제는 하지 않는다. 또한 박근(gracilis muscle)이라는 허벅지의 비교적 길고 가는 근육을 떼어내서 항문 주변에 감아 주는 수술법(그림 V-3)이 있지만 효과도 떨어지고 합병증도 많아 거의 시행되지 않고 있다. 그 외에도 많은 수술법이 있으나 대부분 장기적인 예후가 좋지 않다.

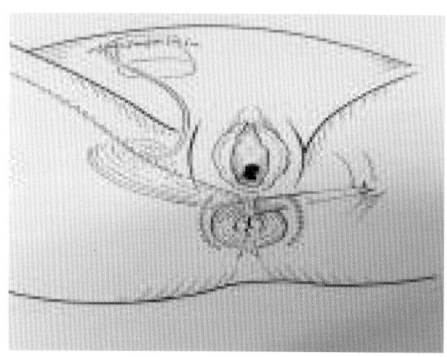

그림 V-3 :
박근(gracilis muscle)을 허벅지 안쪽에서 박리하여 항문 쪽으로 끌어와서 항문 주위를 감아주므로 괄약근을 대신하게 하는 수술

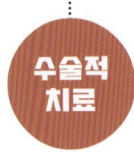
수술적 치료

V-2. 부피확장제 주사법

자가지방을 포함하여 항문 주변에 부피를 증가시키는 다양한 약물을 주입하므로 항문의 압력을 높여 변실금을 치료하고자 하는 부피확장제(bulking agent)(그림 V-4) 주사법이 있으나 시술 6개월 뒤에는 만족도가 현저히 저하되었으며 주입 후 항문에서 이물감을 느낄 수 있으므로 수개월간 환자는 대변을 본 후에도 변이 남아있는 듯한 잔변감 같은 불편감을 호소한다.

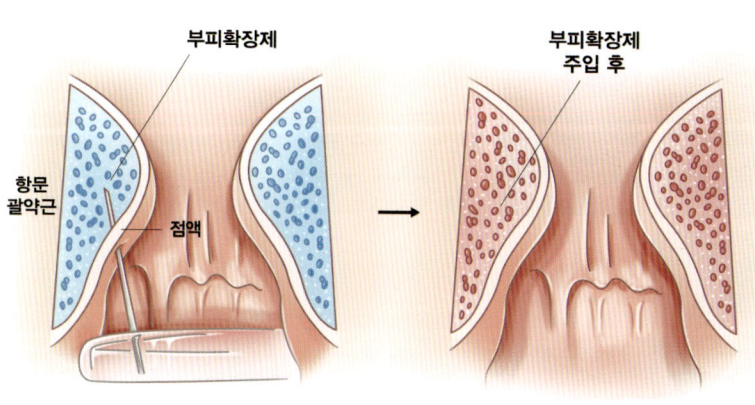

그림 V-4 :
왼쪽 그림 : 부피 확장제가 주입되고 있는 장면 | 오른쪽 그림: 부피 확장제 주입 후

수술적 치료

V-3. 신경자극술

피부를 통하여 항문 괄약근을 지배하는 신경에 전기적인 자극을 주므로 괄약근을 강화시키는 기기들이 있다. 즉 천추신경자극술(Sacral Nerve Stimulation, SNS)(그림 V-5)과 후경골신경자극술(posterior Tibial Nerve Stimuation, PTNS)(그림 V-6)인데 두 기기 모두 요실금의 치료를 위해 고안된 것이다.

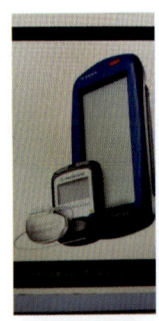
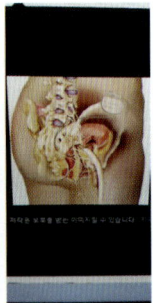

그림 V-5 :
천추신경 자극기기를 아래 그림처럼 골반에 심어 전기적인 자극을 주므로 변실금을 치료함

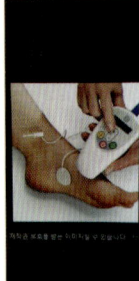

그림 V-6 :
후경골신경 자극술, 발목부근에서 후경골신경을 전기적으로 자극하므로 변실금을 치료함

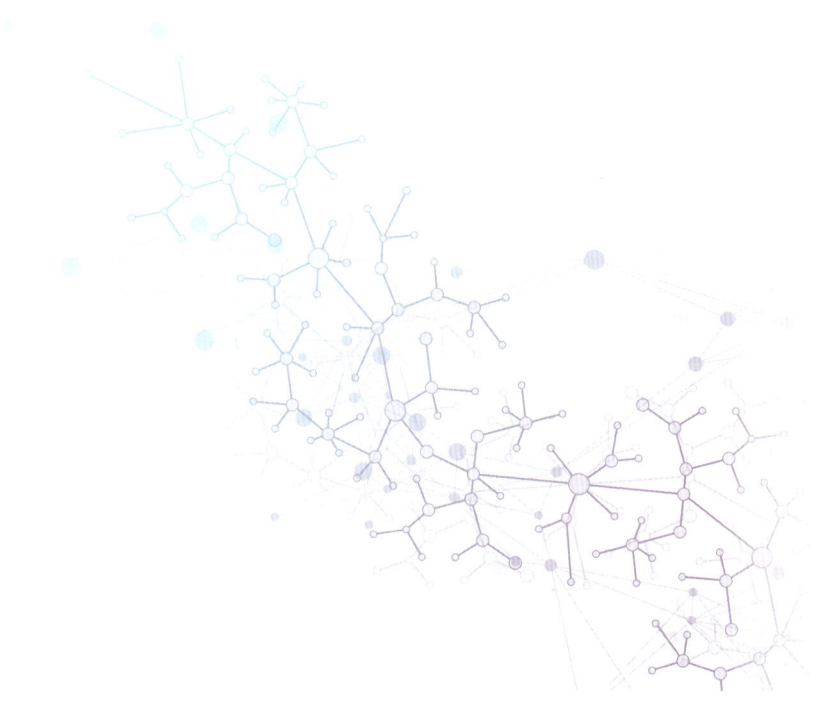

두 방법은 뇌로 향하는 말초신경계를 거쳐서 중추신경계를 활성화시켜 배변을 조절하는 기전으로 알려져 있다. 천추신경자극술은 국내에서 보험 적용이 되지만 워낙 고가이고 조건이 까다로워 현재 거의 사용되지 않고 있으며 후경골신경자극술 역시 아직 시행되지 않고 있다.

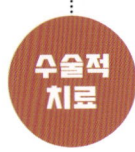

수술적 치료

V-4. 인공풍선괄약근 이식과 인공자석괄약근 이식

  항문 괄약근을 대신하기 위해 인공풍선괄약근(Artificial Bowel Sphincter, ABS)(그림 V-7) 이식술과 인공자석괄약근(Magnetic Sphincter Augmentation, MSA)(그림 V-8)이 있으나 이들 기기는 부피가 상당히 커서 이식하기도 쉽지 않고 이식하더라도 염증 등의 합병증이 잘 생기고 좁은 항문 주변을 둘러싸고 있어 이물감을 호소하여 제거하는 경우가 많다.

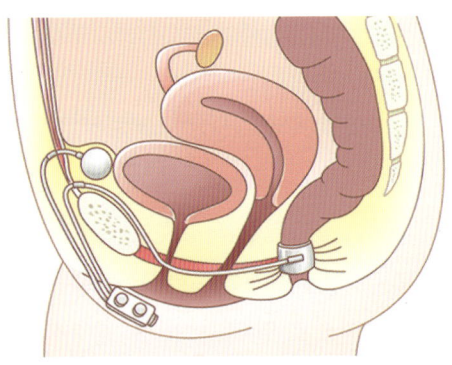

그림 V-7 : 인공풍선괄약근으로 골반주위에 이식한 모습, 상당히 복잡해 보임

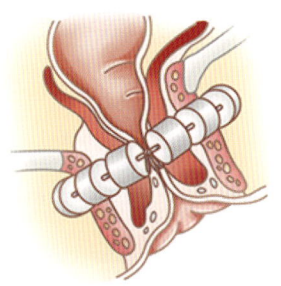
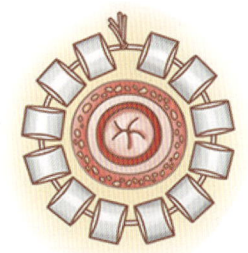
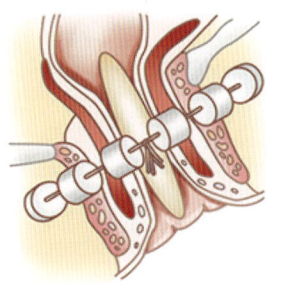

그림 V-8 : 자석괄약근, 원통으로 된 자석을 하나로 엮어 평상시에 서로 붙어 있다가 대변이 나올 땐 그 압력으로 서로 분리됨

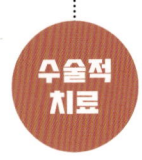

V-5. 실리콘 슬링 이식

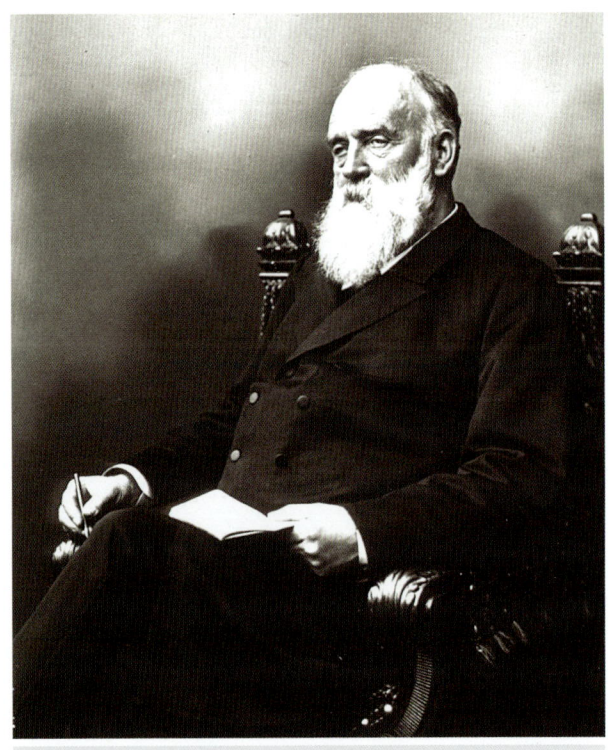

그림 V-9 : 칼 티어쉬박사
[Carl Thiersch, 1822-1895]

티어쉬(Carl Thiersch, 19세기 중후반에 활약한 독일 외과의사)(그림 V-9) 수술법은 탄력성이 없는 나일론 봉합사 또는 탄력성이 있는 실리콘 슬링을 항문의 외괄약근 주변에 이식하는 것으로 슬링이 간단하고 염증이 없고 환자의 만족도도 높은 편이다.

저자는 탄력성 있는 실리콘 줄(그림 V-10)을 항문 외괄약근의 바깥에 원형 모양으로 이식하는 수술을 하는 걸 선호한다. 실리콘 줄이 항문 외괄약근의 바깥에 둘러져 있어 항상 항문을 조이고 있으며 동시에 항문의 벌어짐을 방지하며 또한 항문을 조이고자 할 때 괄약근의 힘을 보충해 주므로 대변이 나올 때 어느 정도 압박감을 느끼게 된다.

이런 압박감을, 즉 배설의 쾌감을 환자들은 오래 동안 맛보지 못하였기 때문에 수술 후 이런 느낌을 경험하게 되면 자신감을 회복하게 된다.

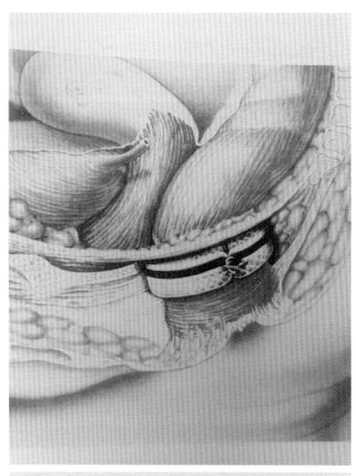

그림 V-10 : 탄력성 있는 실리콘 줄로 항문 주위에 감아 괄약근을 보강해 줌

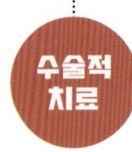

V-6. 장루

　앞서 서술한 모든 수술 적 치료가 실패하고 변실금으로 인해 삶의 질이 떨어지고 상실감이 커진다면 의사는 조심스럽게 환자에게 복부에 장루(그림 V-11)를 설치할 것을 권해야 할 것이다. 하지만 이것은 환자에게 심리적으로 상당한 부담이 될 수 있으므로 변실금으로 인한 환자의 육체적, 정신적 상태를 충분히 고려한 후 권장해야 할 수술법이라고 하겠다.

　장루 수술은 변실금 환자의 마지막 선택이며, 현재는 변실금 장루 수술을 받는 경우는 거의 없다.

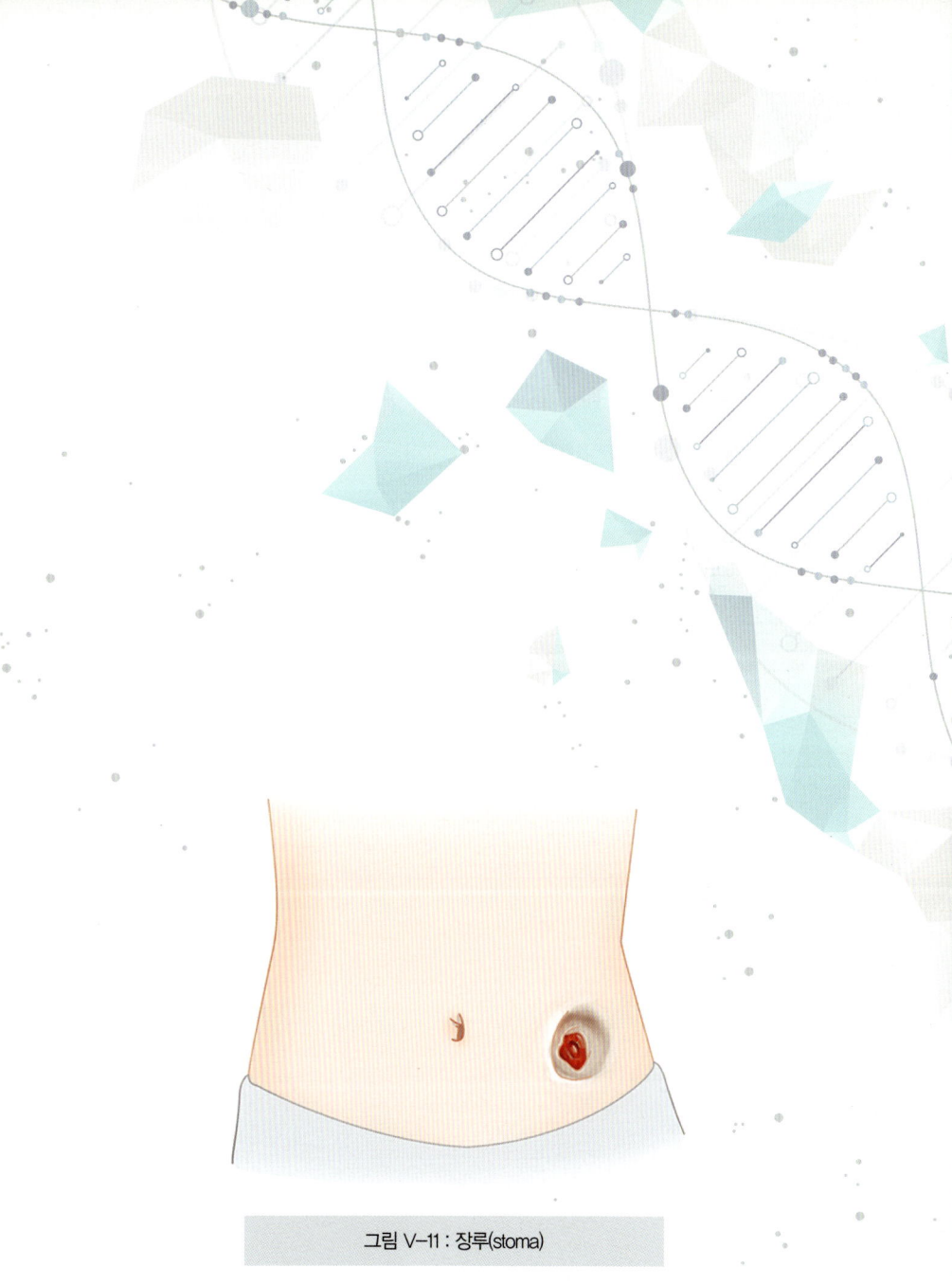

그림 V-11 : 장루(stoma)

운동은 하루를 짧게 하지만 인생을 길게 해준다.
- 조스린 -

VI

예 방

전신질환 중에는 당뇨병 외에도 중풍, 치매 그리고 다발성 경화증 등이 변실금을 일으킬 수 있으므로 이러한 질환의 조기 진단과 치료뿐만 아니고 재활도 대단히 중요하다. 또한 술로 인한 독성신경병증도 변실금을 일으킬 수 있으므로 독이 되는 술을 자제해야만 한다.

VI. 예방

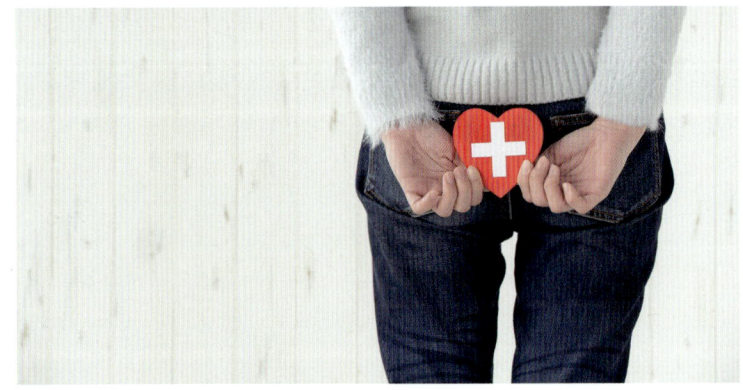

 대부분의 사람들은 항문을 깨끗한 상태로 유지할 수 있다. 그래서 대변을 참을 수 있다는 것이 얼마나 중요한 일인지 잘 알지 못한다. 하지만 이 책에서 열거한 많은 이유로 대변이 속옷을 적시게 되면 그때서야 항문에 관심을 가지게 된다. 대변을 참기 위해서는 일반인들이 매일 느낄 수는 있으나 쉽게 알 수 없는 몇 가지 신비로움이 항문과 직장에 숨겨져 있다.

그 신비의 세계를 하나씩 알아보자.

 첫 번째 신비는 항문의 길이가 중요한데 보통 4~5cm가 되어야 제대로 항문이 조일 수 있다. 이 길이는 대변을 참기 위해 항문외괄약근이 수축하면 늘어나고 대변을 내보내기 위해 긴장하면 줄어든다. 이렇게 항문관의 길이를 조절하므로 우리는 대변을 참을 수도 있고 내보낼 수도 있다.

 두 번째 신비는 우리가 항문을 조이려고 하지 않아도 무의적으로 항문은 항상 조이고 있다. 마치 우리가 생각지도 않지만 심장은 뛰고 있는 것처럼 항문도 묵묵히 자기의 일을 하면서 항문을 깨끗이 유지하고 있는 것이다. 항문의 내외괄약근 중에서도 내괄약근이 이 역할을 책임지고 있다. 이것을 휴식기압력이라고 한다. 이 휴식기압력은 직장 내의 압력보다 2~3배 높아서 상당한 양의 대변이 직장으로 들어와 직장의 압력이 높아져도 항문은 대변을 참을 수 있다.

 세 번째 신비는 우리가 대변을 참거나 화장실에서 대변을 자르려고 할 경우에는 항문주위근육인 항문외괄약근과 치골직장근을 의식적으로 조여야 한다. 사람이 의식적으로 두 근육을 조이게 되면 항문관내의 압축기압력이 휴식기압력보다 두 배 이상 증가하고 항문과 직장의 각도가 높아지므로(예각) 대변을 참을 수 있게 된다. 하지만 설사의 경

예방

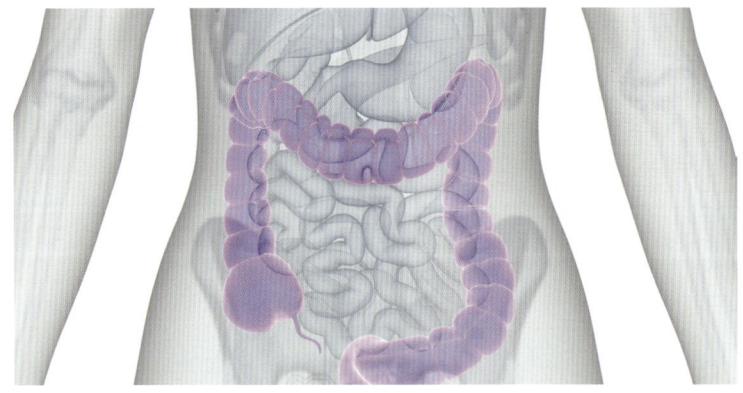

우 무른변이 급작스럽게 직장으로 들어오게 되면 직장 내의 압력이 급격히 올라가게 되므로 오래 참을 수는 없게 된다.

네 번째 신비는 항문직장감각인데 이 감각으로 인해 직장의 내용물이 방귀(가스)인지, 설사(무른변)인지 또는 굳은 변인지를 우리는 눈으로 보지 않아도, 손가락을 항문에 넣어 보지 않아도 알 수 있는 것이다. 그래서 방귀라고 느껴지면 항문을 조금만 열어 살짝 내보내고(이때 다양한 소리가 난다), 설사인 경우에는 외괄약근과 치골직장근을 최대한 수축하여 급히 화장실을 찾게 되며, 굳은 변이라고 느낄 경우에는 하던 일을 여유롭게 마저 하고 볼일을 보러 가게 된다. 보지도 않고 만져보지도 않았는데 이 세 가지 경우를 우리 항문이 기특하게 알아챈다니

참으로 신비로운 일이다.
 이 외에도 직장이 얼마나 많은 대변을 저장해 둘 수 있는지도 중요하며, 가능하면 대변은 묽지 않고 형태를 갖춘 고형변이라야 자제하기가 더 쉽다.

 이렇게 살펴본 것처럼 평소 눈여겨보지 않았던 항문의 숨은 신비들로 인해 우리는 항문을 청결히 유지할 수 있다. 하지만 이 기능들 중 한두 개가 제대로 작동하지 않으면 대변을 참을 수 없게 되어 심한 상실감에 빠지게 된다. 앞에서 살펴본 바와 같이 한번 대변이 새기 시작하면 치료가 상당히 어려우므로 열거한 이 기능들을 평소 잘 보존해서 변실금을 예방해야 한다.

 예방을 위해서는
 첫째, 아기를 자연분만 할 때 골반의 손상을 최소화해야 한다. 만약 진통이 길어지게 되고 아기가 큰 경우에는 머뭇거림 없이 제왕절개를 해야 할 것을 권한다. 물론 자연분만의 장점이 있지만 무리하게 자연분만을 고집하다가 골반바닥의 근육과 항문괄약근이 손상을 받게 된다.
 출산 직후에는 골반 주변 근육들이 손상된 근육들을 보강 또는 지지하여 변실금이 나타나지 않지만 나이가 들면서 주변 근육들도 노화되면서 더 이상 버틸 수 없게 되어 변실금이 생기게 된다.

예방

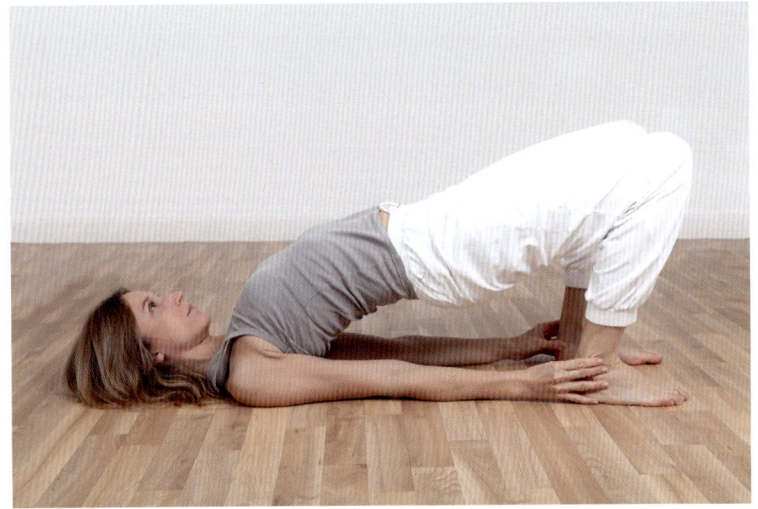

　둘째, 평소 유산소 운동을 하여 전신적인 건강을 유지하는 것이 중요하며 이에 곁들여 필히 골반운동을 하므로 항문과 주변 근육들을 강화시켜야 한다. 우리가 잘 알고 있는 케겔(Kegel)운동은 항문과 직장, 방광 등의 근육을 강화시켜 주므로 자연분만을 한 여성들은 젊어서부터 이 운동을 매일 꾸준히 해야 한다. 그 외 슈퍼케겔(Super Kegel)(비욘드케겔 Beyond Kegel이라고도 한다. 국내에서, 특히 나이 드신 어르신들께는 Beyond라는 단어가 쉽지 않아 Super라는 단어로 저자가 바꾸었다.)을 병행하므로 골반을 둘러싼 엉덩이와 허벅지 근육을 강화시켜 골반근육을 지지해 주어야 한다.

 셋째, 대변을 가능한 굳게 유지해야 한다. 그러므로 평소 설사형, 또는 변비와 설사를 겸한 과민성대장증후군을 앓고 있는 사람들은 적극적으로 치료를 받아야 한다. 자극적이 음식과 술을 절제하므로, 그리고 설사를 일으키는 음식이 무엇인지를 각자가 기록하여 그것들을 피해야 한다. 약을 먹어야만 치료가 아니고 해가 되는 음식을 피하는 것도 치료이다. 평소 음식 일기를 적어보는 것도 좋은 방법이다.

 넷째, 당뇨병과 같은 전신질환을 앓고 있는 사람들은 그 질환을 적극적으로 치료해야 항문 주변의 신경을 보존할 수 있다. 당뇨병은 인류에게 큰 손상을 주는 병이지만 겉으로 잘 드러나지 않고 아프지 않으

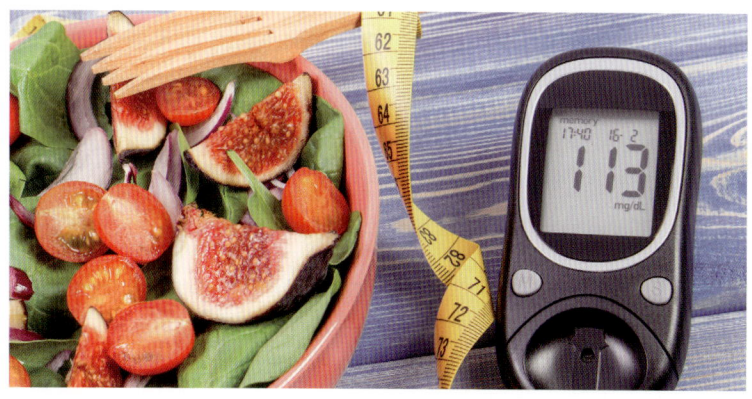

예 방

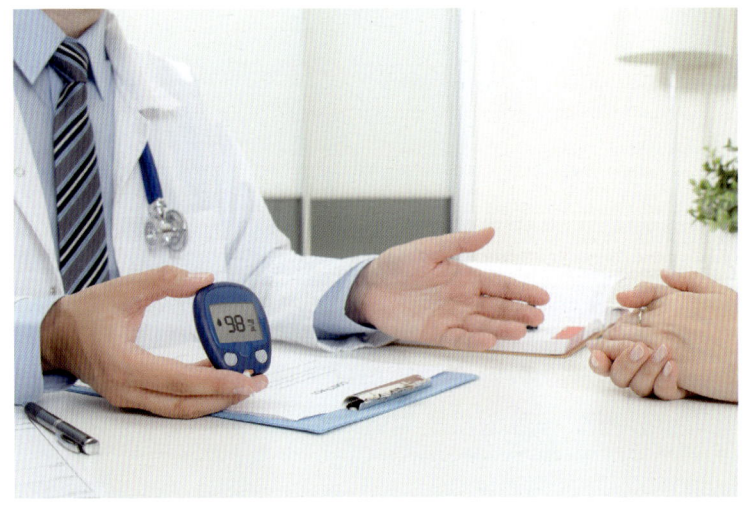

므로 환자들이 혈당 조절을 철저히 하지 않는 경우가 많아 안타까울 때가 많다.

 암의 생존율은 점점 좋아지고 있으나 당뇨병 환자는 점점 많아지고 또한 합병증도 많아지고 있어 이 책과 조금 벗어난 주제이지만 당뇨병이 심각한 문제이기에 저자가 당뇨 환자분들께 예를 들어 주는 이야기를 여기에 소개하고자 한다.

 "환자분, 혈당이 높다는 것은 혈관 속을 돌아다니는 피에 설탕이 정상보다 많이 녹아 있다는 뜻입니다. 그런데 인간의 혈관 총 길이는 지구의 세 바퀴 반 정도에 해당하는 약 130,000Km이며 인체에 가지 않는 곳이 없습니다. 아시다시피 신선한 유자도 설탕에 담겨 두면 며칠 만에 삭혀져 버리는 것처럼 인체의 피 속에 높은 농도로 녹아 있는 설탕 역시 이 130,000Km에 달하는 혈관 속을 흘러 다니면서 온몸 구석구석을 삭혀버리므로 뇌, 말초신경, 혈관, 근육, 뼈, 눈, 신장 그리고 심장 등에 심각한 합병증을 일으킵니다. 또한 머지않아 혈액 투석을 돌아가실 때 까지 매주 3번씩 받으시게 되면 그때부터는 돌이키기 불가능합니다."

 이렇게 예를 들어 설명 해드리면 그때서야 당뇨병의 심각성을 조금 이해한 듯 그럼 어떻게 해야 하냐고 되물어 보신다. 당뇨병 환자는 이렇듯 당뇨병의 합병증이 얼마나 무서운지를 실감하게 되어야 그때부

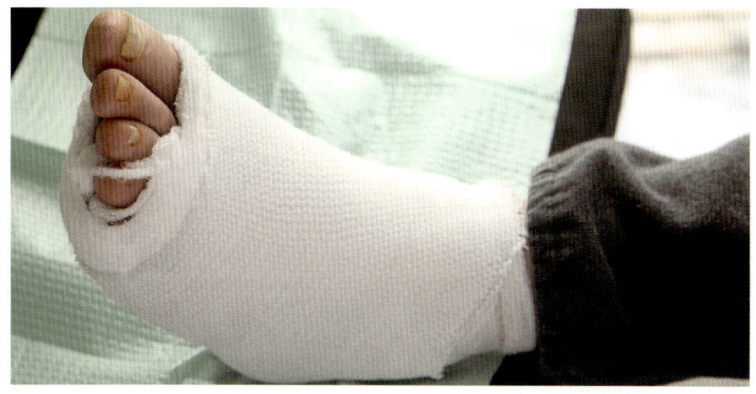

예 방

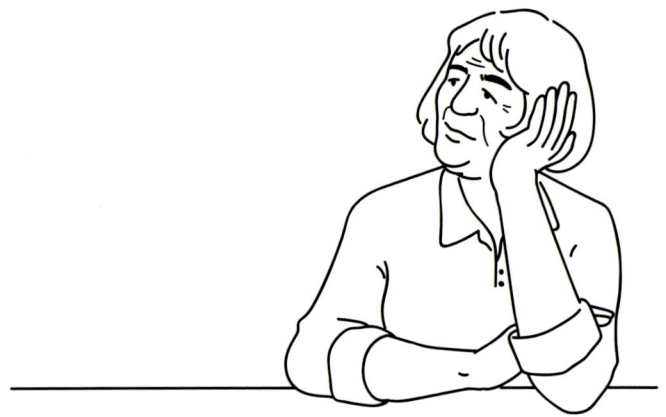

터 조심하게 된다.

　이제 다시 본론으로 돌아와 변실금의 예방을 이야기하자면 전신질환 중에는 당뇨병 외에도 중풍, 치매 그리고 다발성 경화증 등이 변실금을 일으킬 수 있으므로 이러한 질환의 조기 진단과 치료뿐만 아니라 재활도 대단히 중요하다. 또한 술로 인한 독성신경병증도 변실금을 일으킬 수 있으므로 독이 되는 술을 자제해야만 한다.

　다섯째, 최근에는 치핵의 수술 후에는 거의 변실금이 생기지 않지만 치루수술의 경우에는 누관이 괄약근을 통과하므로 괄약근에 손상이 갈 수 있어 가벼운 변지림부터 심한 변실금이 생길 수 있다. 치루는 또한 수술이 아니고서는 치료가 될 수 없으므로 수술을 피할 수가 없다. 그러므로 치루수술을 받아야 한다면 조기에 받는 것이 좋고 가능한 괄약근을 보존하는 수술을 받아야 하는데 의사마다 수술방법이 조금씩 다르므로 수술을 받을 경우 전문의와 상세한 부분까지 상담을 한 후 수술을 받아야 할 것을 권한다. 치루가 여러 개일 경우 한 개씩 수술 받음으로서 배변자제 능력을 최대한 확보해야 할 것이다. 또한 크론씨 병의 경우 치루가 여러 곳에 동시에 생기게 되는데 이 경우에는 아주 세심하고 치밀하게 항문괄약근을 보존하기 위해 노력해야 한다.

 이상 열거한 예방법들을 잘 기억하여 항문을 평생 청결하고 뽀송뽀송하게 유지하길 바란다.

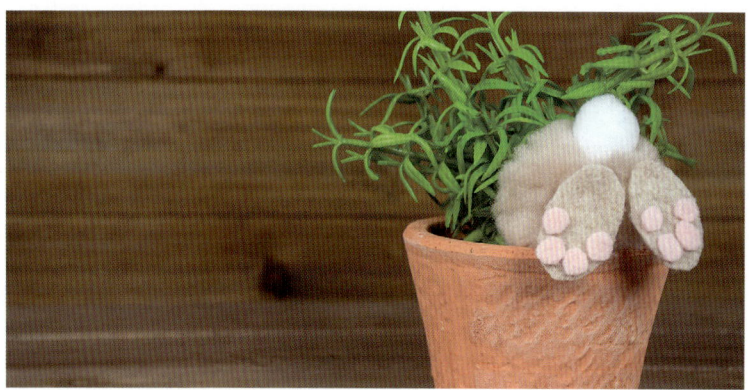

참고문헌

1 Lamah M, Kumar D.(1999) Fecal incontinence. Dig Dis Sci 44:2488-99

2 Talley NJ, O'Keefe EA, Zinsmeister AR, Melton JL(1992) Prevalence of gastrointestinal symptoms in the elderly; a population based study. Gastroenterology102:895-901

3 Nelson R, Norton M, Cautley E, Furner S(1995) Community-based prevalence of anal incontinence. JAMA 274:559-561

4 Snooks SJ, BarnesPRH, Swash M, Henry MM(1985) Damage to the innervation of the pelvic floor musculator in chronic constipation. Gastroenterology 89:977-981

5 KJ Lee.(2012) Treatment of fecal incontinence. J Korean Med Assoc January; 55(1): 31-36

6 SK Park, SJ Myung (2012) Diagnosis and Treatment of Fecal Incontinence Korean J int med 83;5:.580 -584

7 JE Shin (2018) Pharmacological treatment of chronic constipation: focused on oral laxatives J Korean Med Assoc 61(1):57-61